2022-23年版

診療所事務職のための

外来レセプト Lesson

基本（内科）

医療事務サポート㈱ スマイル 代表
神原充代 [著]

オンライン教材
くりちょこ おためし版

パスワード
USGqyeT56

お断り ご利用にはクレジットカード登録が必要です
おためし期間中の解約で、料金は一切かかりません

お申込手順

1. 下記の URL からパスワードを入力すると、おためし版 ご登録画面が開きます。

   https://clinic.medica.co.jp/lp/gairai/

2. 1の登録画面から、必要事項をご登録ください。ご登録には、有効なクレジットカード情報が必要です。

3. 2で登録いただいたメールアドレス宛に、おためし版 のログイン URL・ID・仮パスワードを2営業日以内にお送りします。

4. メールが届いたら、記載の URL から ID と仮パスワードでログインしてください。ログイン後、お好きなパスワードに変更できます。

5. おためし版 ご利用期間は、ID・パスワード発行日から3か月です。継続してご利用の場合は、追加のお手続きは不要です。継続しない場合は、おためし期間内に解約ください。解約手続きは簡単です。

おためし版 で できること

ID・パスワードのメール受信から **3か月** たっぷりご利用ください

- スキマ時間でらくらく！
- 1動画 約 **2分**！
- 動画・テキスト・クイズ お好みのスタイルで！
- 継続しやすいから学習効果が高まる！

期間中、くりちょこ の全教材を利用可能

たとえば……

診療報酬改定2022 …… 診療所関連の主な改定項目をまとめて学べます。

保険のしくみと基本診療料【2022年改定対応版】…… レセプト事務が初めての人のためのプログラムです。保険のしくみを知り、受付時のレセコン入力内容を理解できます。

管理料と指導料【2022年改定対応版】…… レセプト実務を始める段階の人向けのプログラムです。よく算定する管理料について、考えかたと算定のポイント、患者さんへの説明がわかります。

ご確認ください

本書に付属のパスワードは2024年4月末日まで有効です。
推奨OSはWindows10、macOS 11 BigSur以降、ChromeOS、Android8.0以降、iOS14以降です。
推奨ブラウザはChrome、Safariの各最新版です。
おためし版 には、くりちょこ質問BOXは含まれません。

なんと質問BOXつきで、
3か月 6,000円（別途消費税）

おためし版 ご利用後は 継続限定プラン※ でお得に くりちょこ をご利用いただけます

おためし期間終了前の解約で料金は一切かかりません。解約は解約専用フォームで簡単1分！

※IDを継続して利用でき、料金もお得なプランです。くりちょこ質問BOXサービスをご利用いただけます。

スマホでちょこちょこ、
レセプトがわかる！

クリニック事務職のためのオンライン教材
CLI-CHOCO くりちょこ

本書著者が監修

私がおすすめします！
医療事務サポート（株）スマイル　代表
神原充代　先生

お問い合わせ　　clinic-eigyo@medica.co.jp

この本を手に取られた皆さまへ

── 女性のしなやかさ、思いやり、堅実さを医療事務に ──

　医療事務は資格がなくてもできるお仕事です。未経験でもできる仕事である反面、教えてくれる先輩もいない環境でレセプト作成を担わなければならないことも少なくありません。また、資格を持っていても、習ったことと業務が結びつかず、不安や疑問を抱えながらお仕事をされている方が大多数です。

　そんな不安や疑問を少しでも減らして、この仕事を心から楽しめる人が増えてほしい。そんな思いから、2018 年にこの本ができました。ありがたいことに 2018 年版は多数の方からご好評をいただき、診療報酬改定にあたって2022-23 年版をお届けできることになりました。

　これから医療事務を目指す方、働きはじめたけれどよくわからないという方に、読んでいただきたいと思っています。

　医療事務のお仕事は、診療科や院長先生の考えかたによる算定方法の違いも存在します。でも、基本はどこも同じです。まずは基礎を身につける必要があります。基本を身につけてこそ、次にステップアップすることができます。

　ぜひ、この本でレセプト作成と診療報酬の基礎を学んでいただき、クリニックに貢献できる人材を目指してください。

　私は医療事務のお仕事に携わって 25 年が経ちました。レセプトチェックのお仕事から始め、その後、医療事務として働くなら患者さんと接したいと思い、クリニックに転職しました。

　クリニック勤務時代、開業医の先生がたが医院経営に欠かせない保険請求に戸惑いをもっておられ、また医療機関の印象を左右する受付・医療事務育成に

困っておられる場面に多く出会いました。そして、そのようなことを相談できる場所がないことで、さらに先生がたが困惑されていることを、私はひしひしと感じていました。

　それなら私がその相談場所になり医療事務のプロを育てようと、2012 年、「医療事務サポート　株式会社スマイル」を立ち上げました。現在、スマイルでは在宅医療・訪問診療のレセプト代行、クリニックの受付業務支援、各種講演活動を行なっています。

　また、一般社団法人在宅医療事務協会の代表理事として、在宅医療のレセプト作成ができる在宅医療事務認定士を育成しています。

　医療事務は、患者さんを幸せにするお手伝いができる素敵なお仕事です。

　医療事務職は、患者さんの身になって気遣いができる思いやりがあり、院内のパイプ役となるしなやかさを持ち、正確で確実なレセプト業務を行なう堅実さを兼ね備えた芯のある医療事務であってほしいと思っています。

　私は、そんな魅力的な医療事務が、医療機関で欠かせない人材として認められ活躍することを願っています。

　　　　　　　　　　　　　　　2022 年 4 月

　　　　　　　　　　　　　　　医療事務サポート　株式会社スマイル
　　　　　　　　　　　　　　　代表

　　　　　　　　　　　　　　　神原充代

目次

オンライン教材くりちょこおためし版 …… 2
この本を手に取られた皆さまへ …… 4
本書の使いかた …… 12

Lesson 1 上書き部分を記入する

01 基本 どうしてレセプト請求が必要なのか …… 14
レセプトの目的とレセプト請求の流れを知ろう

02 基本 どこに何を書くか …… 17
レセプトの様式を知ろう

03 基本 保険証のどこを確認するか …… 25
保険と受診者の欄を書けるようになろう

04 参考 カルテの様式 …… 33
先生が記載したカルテがレセプトのもと

05 基本 保険の種類は何か …… 37
保険の種類に関する3つの欄を書けるようになろう

06 参考 医療保険の種類 …… 44
全部を暗記しなくても大丈夫！

07 参考 保険診療の範囲 …… 45
これが医療機関の基本

08 参考 公費利用するときのレセプト …… 47
保険の主体の違いがレセプトに影響する

09 **参考** **レセプト審査の流れ** ⋯⋯ 52
返戻と減点の違いがわかる？

Lesson 2 基本診療料を請求する

01 **基本** **診療所外来で請求する基本診療料** ⋯⋯ 58
初診と再診の違いを知ろう

02 **基本** **初診料を請求する** ⋯⋯ 62
初診料と加算を算定できるようになろう

03 **基本** **再診料を請求する** ⋯⋯ 71
再診料と加算を算定できるようになろう

Lesson 3 医学管理等を請求する

01 **基本** **「医学管理等」（B）を算定するときの決まりごと** ⋯ 82
共通の約束ごとを知っておこう

02 **基本** **管理料を請求する（1）** ⋯⋯ 87
特定疾患療養管理料を算定できるようになろう

03 **基本** **管理料を請求する（2）** ⋯⋯ 90
生活習慣病管理料を算定できるようになろう

04 **基本** **管理料を請求する（3）** ⋯⋯ 93
ニコチン依存症管理料を算定できるようになろう

05 **基本** **管理料を請求する（4）** ⋯⋯ 97
診療情報提供料（Ⅰ）を算定できるようになろう

06 参考 紹介元への情報フィードバックで算定できる点数 … 100
連携強化診療情報提供料

07 参考 管理栄養士がいる職場ならよく算定する管理料 … 103
外来栄養食事指導料を算定できるようになろう

08 参考 院内処方ならよく算定する管理料 …… 106
薬剤情報提供料を算定できるようになろう

Lesson 4 在宅の療養指導管理料を請求する

01 基本 「在宅医療」（C）を算定するときの決まりごと … 110
外来で算定する点数（在宅療養指導管理料）を知ろう

02 基本 在宅自己注射指導管理料 …… 115
在宅自己注射の管理料と加算の算定方法を知ろう

03 基本 在宅酸素療法指導管理料 …… 122
在宅酸素の管理料と加算の算定方法を知ろう

04 基本 在宅持続陽圧呼吸療法指導管理料 …… 125
CPAP の管理料と加算の算定方法を知ろう

05 参考 在宅療養指導料 …… 128
在宅療養指導管理料を算定するときにあわせて確認しよう

Lesson 5 薬の点数を請求する

01 基本 院外処方と院内処方 …… 130
「投薬」（F）の算定点数のなりたちを知ろう

02 🍀 基本 **院外処方のレプト** …… 132
処方箋料を算定できるようになろう

03 🌸 参考 **院内処方のレプト** …… 137
算定方法の基本を押さえよう

04 🌸 参考 **薬剤料の計算** …… 141
院内処方レセプトの薬剤料の点数も読んでみよう

Lesson6 注射の点数を知る

01 🍀 基本 **注射のレプト** …… 148
「注射」（G）の算定点数のなりたちを知ろう

02 🌸 参考 **注射の併施** …… 153
静注と点滴はなぜまとめてカウントするのか？

03 🌸 参考 **薬剤料の計算** …… 156
薬剤料の点数も読んでみよう

Lesson7 検査や処置の点数を知る

01 🍀 基本 **検査の点数** …… 160
レセプトの中味を理解するポイントを知ろう

02 🍀 基本 **検体検査料** …… 163
手技料と外来迅速の算定をチェックできるようになろう

03 🍀 基本 **生体検査料** …… 167
生体検査の算定法の決まりごとを知ろう

04 **参考** **管理料との関連で注意が必要な検査** ⋯⋯ **170**
マル悪と特薬の扱いを理解しよう

05 **参考** **画像診断料** ⋯⋯ **173**
画像撮影・診断の算定法の決まりごとを知ろう

06 **参考** **処置料の算定** ⋯⋯ **176**
処置と手術の違い ～創傷処置と創傷処理は全く別物～

索引 ⋯⋯ **178**

本書の使いかた

　本書は医科診療報酬点数表の章立てに準じ、Lesson1〜7の章で構成しています。章内の各 Lesson は、「基本」と「参考」に分かれています。「基本」は、レセプト事務が初めての人でも早めに知っておいてほしいこと。「参考」は、必ずしも全員にとって必須ではない内容や、重要ではあるものの直接的にはあまり業務に影響のない知識です。職場の診療内容やご自身の目的に合わせて、読み進めてください。

診療報酬点数表等のどの部分に
あたる内容かを示しています。

「説明」のカコミ内で、
言葉の意味など、基本的な内容を
補足しています。

各章の重要ポイントです。
復習や算定時のチェックリストとして利用してください。

「ちょっと補足」で
レセプト実務での豆知識や、
本書で省略する内容について
一部補足します。

Lesson 1

上書き部分を記入する

Lesson 1・01

どうしてレセプト請求が必要なのか

レセプトの目的とレセプト請求の流れを知ろう

基本

POINT

- ✓ レセプト（＝診療報酬明細書）は、診療費を保険者へ請求するためのもの。
- ✓ 患者ごとに、ひと月1枚ずつ作成する。
- ✓ 請求を1カ月分まとめて審査支払機関に送る。

1 ─ レセプトは診療費を保険者へ請求するためのもの

　保険診療では、医療機関で診療を受けた人が、治療費の全額を支払うわけではありません。患者は治療費の一部だけを窓口で支払い、残りの費用は保険者 ▶説明1 から医療機関に支払われます。（詳しくはLesson1・09も参照してください。）

　保険者に医療費の残りを支払ってもらうには、診療所から請求しなければなりません。そのために、「この月にこの患者にどれだけの医療を提供したか」を明細にしたものが、レセプト ▶説明2 です。

説明 1

「保険者」を説明するときは、「保険証を発行するところ」または「健康保険料の支払い先」と言うと、わかってもらいやすいでしょう。

説明 2

「診療報酬明細書」も、レセプトのことです。厚生労働省の告示や通知などでは、「レセプト」ではなく法律上の名称の「診療報酬明細書」と書かれていますので知っておきましょう。

2 ― 請求を1カ月分まとめて審査支払機関に送る

　レセプトは、患者ひとりずつの1カ月分の診療を月末で締めて作成し、翌月10日までに審査支払機関に送ります。たとえば、4月1日～30日の診療内容は5月10日までに。5月1日～31日の分は6月10日までに送るスケジュールです。

カルテ3枚目とレセプト

　レセプト作成は、患者ひとりひとりについて、その月に提供した診療内容を、すべて1枚にまとめるという作業です。

　毎日の診療の際、カルテの3枚目に、下のようにその日に行なった診療と算定する点数が記録されています（p.35も参照してください）。

　このカルテでいうと、4月分のレセプトを作るときは左の3列分の内容を1枚のレセプトにして5月10日までに審査支払機関に送るということになります。5月分は次の2列分の内容をレセプト1枚にして6月10日までに送信、6月分は次の3列分を7月10日までに送信 ── というサイクルです。

4月分のレセプト　5月分のレセプト　6月分のレセプト

月日　種別	4/2	4/16	4/27	5/14	5/28	6/5	6/18	6/21				備考
初診再診	74	74	74	74	74	74	74	74				
夜間早朝			50	50								
外来管理	52	52	52									
医学管理				225		225						
処方箋		73		73	73		73	75				
処置								12				
点数	199	126	249	349	147	299	147	161				
負担金徴収額	600	380	750	1050	440	900	440	480				
食事療養算定額												
標準負担額												

Lesson 1・**02**

どこに何を書くか
レセプトの様式を知ろう

診療報酬請求書等の記載要領Ⅰ、Ⅱ

POINT

- ✓ 医療機関の情報や保険の情報を書く部分を「上書き部分」という。
- ✓ 上書き部分をミスすると確実に返戻になる。

1 ── 電子レセプトと紙レセプト

最近は診療所でも電子レセプトが大半で、紙レセプトを見たことがない人も少なくありません。ですが、電子カルテでのレセプト作成も、紙レセプトを基準に作られています。たとえ紙レセプトを作成することはなくても、電子レセプトの内容を理解するには、じつは、紙レセプトを読めるようになることが早道です。

多くの診療所で、レセプトは電子カルテやレセプトコンピュータ ▶説明1 で作成される電子レセプトになっています。この場合、診療報酬名を手入力することはありませんし、点数は自動で呼び出されます。

つまり、レセプト業務のスキルアップには、診療報酬の点数や名前を覚えることが大事なのではありません。点数を覚えることではなく、レセコンで作られたレセプ

> **説明 1**
> 現場ではみなさん「電カル」「レセコン」と呼んでいますから、本書でも以下は略して表記します。

ちょっと補足

手入力ができないわけではありませんが、とくに病名は直接入力することが返戻・減点につながります。必ず、データベースにある名称を検索で呼び出すようにしましょう。

トの内容や点数表の読みかたがわかること、不明点があればどうやって調べればよいかわかっていることが重要です。

2 ― 記載すること

ここでは、レセプトのどこに何を書くかを簡単に紹介します。右のページのレセプト様式の図とあわせて見てください。具体的な書きかたは、後のページで説明します。

1．いつ行なった診療内容に対する請求か（①）

「令和　　年　　月分」欄に、診療が行なわれた年月を記載します。▶説明2

2．医療機関の情報（②、⑧）

②の欄に、2ケタの都道府県番号と、自院の医療機関コード（7ケタ）を記載します。⑧欄に、所在地および名称を記載します。▶説明3

3．保険の内容（③）

「保険種別」「本人・家族」「保険者番号」「被保険者証の記号・番号」欄に、保険証▶説明4の情報を記載します。カルテと一致しているかで確認します。詳しくはLesson1・03で説明します。

4．公費負担の情報（④）

公費負担医療に該当する場合は、受給者番号を記載します。詳しくはLesson1・05で説明します。

説明 2

レセプトには、提出する月でなく、診療を行なった月を書きます。

説明 3

「保険医療機関の所在地及び名称」（⑧の欄）は、手書きに限らず印刷やゴム印でも構いません。

説明 4

「レセプト」＝「診療報酬明細書」なのと同じように、「カルテ」は「診療録」、「保険証」は「被保険者証」と表記されていることもあります。法律上の名称は「診療録」「被保険者証」です。

オンライン資格確認を導入した診療所では、マイナンバーカードで本人確認することで、保険の情報を取り込めるため、保険証情報を手入力することはありません。保険の資格喪失もその場で確認できます。

5．受診者（⑤）

　受診した人（患者）の氏名、性別、生年月日を記載します。これもカルテと一致しているかで確認します。

　氏名は、漢字の表記だけでなく、読みをカタカナで記録することが推奨されています。そのため、電カルやレセコンでは、入力時にカナも同時にレセプトシステムに記憶されます。名前とは違う読みで漢字入力することも実際によくあることですが、その場合は後で、カナを正しい読みどおりに訂正することを忘れないでください。

6．職務上の事由（⑥）

　保険の種類が船員保険の場合のみ、該当する項目を○で囲みます。

7．特記事項（⑦）

　該当する項目がある場合に、決められた略号を記載します。

特記事項

　「特記事項」の欄に記載する略号・番号と内容は、「診療報酬請求書等の記載要領」中の「第3　診療報酬明細書の記載要領」2（13……）にまとめられています。

　70歳以上の患者では全員、この欄へ26区ア～30区オのどれかを記載します。3割負担なら26区ア、2割または1割なら29区エです。限度額適用認定証を持ってこられた人は27区イ・28区ウ・30区オです。

限度額適用認定証の提示	自己負担割合		特記事項への記載
なし	3割		26区ア
	2割、1割		29区エ
あり	3割	現役並Ⅱ	27区イ
		現役並Ⅰ	28区ウ
	2割、1割		30区オ

　一方、70歳未満ではこの欄に記載することは特別な場合だけなので、省略します。

8．傷病名と開始した日、転帰（⑨）

　傷病名を記載します。傷病が複数あるときは、いちばん上に主傷病、その後に副傷病の順で記載します。

　診療開始日の欄には、傷病名の各番号に対応させて、開始の年月日を記載します。

　転帰▶説明5 の欄には、その傷病が治った（治ゆ）・中止または転医した（中止）・死亡した（死亡）場合に、該当する文字を○で囲みます。その傷病への診療が継続している場合はどれも囲みません。

> **説明 5**
> 　転帰とは、「その病気がどんな結果になったか」の意味です。
> 　転帰がつく（「治ゆ」「中止」「死亡」のどれかに○がつく）と、その病気への診療に何らかの区切りがついたことになります。転帰が書かれていない間は、その傷病に対する診療が継続されている状態です。転帰が、Lesson2 の初診・再診に関係します。

ちょっと補足

傷病名の注意点

　傷病とは、病気またはけがのことです。主傷病は、医療行為のメインの対象である傷病で、それ以外が副傷病です。

　傷病名では、注意しておきたい点がいくつかあります。傷病名が適切でないと、返戻・減点の対象になります。

- 症状ではなく、病気やけがの名称を書くこと。「急性上気道炎」が病名で、「咳」「鼻水」「咽頭痛」は症状です。
- すべての医療行為に対して傷病名が必要。投薬には確定病名が必要で、検査では多くの場合、疑い病名を書きます。
- 必要以上に多くの傷病名が並ばないように注意。同じ意味の病名がいくつも並んでいることもよくあります。検査のときの疑い病名がずっと残っていないか、中断した病名がそのままになっていないか、まめに見直しましょう。
- とくに、傷病が 20 個以上残っていると審査の対象になりやすく、要注意です。
- 傷病名記載時には、傷病名コードがついている傷病名（標準病名マスタにあるもの）を使用してください。電子カルテ・レセコンでは手入力せず、必ずデータベースから引っ張ってくるようにしましょう。
- 原則として、主傷病は 1 つだけです。どれを主傷病とするかは、医師の判断によります。主（傷）病は、たとえば特定疾患療養管理料（Lesson3・02）などの算定に影響します。
- 例外的に、主傷病が複数になる場合もあります。そのときは、各主傷病名の横に（主）と書いたり、境界線を書いて副傷病名と区別します。電子レセプトでは（主）と入力するのではなく、傷病名にチェックを入れるだけで主傷病としてプリントされます。

9. 実日数（⑩）

医療保険での診療が行なわれた日数と、公費による診療が行なわれた日数を記載します。

10. 点数、摘要、合計点（⑪、⑫、⑬）

その月に行なった診療内容と回数および点数▶説明6 を、該当する点数欄（⑪）に記載します。その点数の内訳（加算、医学管理料、検査、薬剤などの内容）の記載が必要な場合は、摘要欄（⑫）に記載します。点数欄（⑪）に記載した各点数を合計して、合計点欄（⑬）に記載します。

電カルやレセコンでは、点数は自動的に計算されます。ですから、医療行為の有無と回数、摘要欄への記載がポイントです。

> **説明 6**
>
> 診療報酬の「点数」は、簡単にいえば医療行為の値段です。1点10円で計算されます。保険診療のもとでの医療行為の値段は、全国一律で決まっていて、この点数で表されます。

ちょっと補足

摘要欄記載事項のコード化

摘要欄への記載事項のうち、一部のものは、コードが設定されています。

コードの例（一部）	
1日に2回以上再診がある場合のコメント	同日再診料
	同日電話再診料
月の途中から乳幼児加算を算定しなくなった場合のコメント	月の途中まで乳幼児

このようにコードが設定されている項目は、手打ちでの入力は不可で、コードで入力しなければなりません。

3 ― まず上書き部分を確認できるように

①〜⑧の欄を上書き部分といいます。⑨〜⑬が、どういう内容の診療をしたか（つまり、保険者に請求するお金の内訳）を記載するところです。

上書き部分は、どんな診察をしたのかには関係なく、カルテや保険証と一致していればよい部分です。初心者でも比較的習得しやすいので、まずはここをミスなく確認できるようにしましょう。

上書き部分は、どこに何の情報が入っているかがわかれば単純に確認するだけでよい部分です。ところが、記載漏れや、男女間違いなど、単純ミスが少なくありません。患者情報に間違いがあると確実に返戻 ▶ 説明7 になります。

> **説明 7**
> 返戻とは、提出したレセプトに不備があり、審査から戻ってくることです。Lesson1・09を参照してください。

ちょっと補足

電カルとレセコン

電カルとレセコンは、いずれも電子レセプトを作成できるシステムですが、業務の流れが異なります。レセコンは、紙カルテ運用で、紙カルテに書かれた診療内容をレセコンに入力する作業が必要です。電カルでは、ドクターが診療しながら電カルに入力し、その情報がレセプトシステムにも自動的に流れます。

電カル運用ができるシステムが導入されていても、カルテの運用は紙で、実態はレセコンになっているケースも少なくありません。高機能のシステムを使うことがよいわけではなく、職場の環境に合った運用であればそれがベストなのです。あなたの職場はどんな運用になっていますか？

4 ― その他決まりごと

✔ 用紙サイズは A4 と決まっています。

✔ 同じ人が 2 つ以上の傷病で診療を受けた場合でも、レセプト 1 枚に記載します。

✔ 外来のレセプトと入院のレセプトは保険者での取り扱いが違います。そのため、診療所が有床の場合、同じ月の同じ患者さんで入院と外来どちらも診療を受けた場合は、入院外と入院とでレセプトを別々に作成します。

✔ 記載は黒か青のインクを用います。修正するときは、修正液等は使わずに二重線で訂正します。こすって消せるボールペン等も使わないほうがよいでしょう。

✔ ※の欄には何も書かずに提出します。

Lesson 1・03

保険証のどこを確認するか

保険と受診者の欄を書けるようになろう

診療報酬請求書等の記載要領Ⅱ-第3、診療録等の記載上の注意事項-第2～第3

POINT

- ✓ 保険者番号と、記号・番号はカルテと同じか。
- ✓ 名前、性別、生年月日はカルテと同じか。
- ✓ 本人か家族かの区分がカルテと同じか。
- ✓ （紙カルテの場合）年齢区分が正しいか。

1 — 保険証の確認

　Lesson1・02で出てきた③**保険の内容**と⑤**受診者**の欄は、保険証に書かれている情報がもとになります。

1. 電子レセプトの場合

　電カルなら、カルテに入っている保険証情報がレセプトに自動的に反映されます。ですから、患者が来院して保険証を呈示してもらうときにカルテと照らし合わせて、カルテに入っている内容が保険証と合っているかどうかを確認することで、レセプトに反映される保険証情報を確認できることになります。

　レセコン（紙カルテ運用）でも、受診歴がある人はカルテ情報がすでにレセコンに入っているので、電カルと同様に保険証と紙カルテを照らし合わせるだけです。

紙カルテ運用
（レセコン）の場合

保険証と紙カルテを
見比べて確認

25

2．紙レセプトの場合

　紙レセプトの場合は、レセプト作成時に、カルテ1枚目にある保険証情報を見て、レセプトに書き込みます。ですから、電子レセプトの場合と同じ "保険証の呈示時にカルテと照らし合わせる" に加えて、"カルテ内容をレセプトに正しく転記できたか" の確認が必要です。

ちょっと補足

カルテにまだ保険証情報がないとき

　初めて来院する患者の場合や保険者変更のときなどは、保険証を呈示してもらったら、カルテへ記載する作業が必要です。これは電子でも紙でも同じです。カルテとレセプトの運用によって、だいたい次の3パターンになります。

1．電カル
①電カルで「新規作成」。該当する欄に、保険証情報を入力する。

その日の会計までに

新規作成した電カルに入力

2．紙カルテで電子レセプト
①カルテを新しく作成。カルテ1枚目に保険証の情報を書き込む。
②その日の診療の会計のために、カルテ情報をレセコンに入力。
③翌月頭のレセプト作成時に、紙カルテとレセコン情報が合っているかを照らし合わせる。

保険証情報を書いて
カルテを新しく作成

その日の会計のために
レセコンにカルテ情報を入力

レセプト作成時に
カルテと照らし合わせる

26

3．紙カルテで紙レセプト
　①カルテを新しく作成。カルテ1枚目に保険証の情報を書き込む。
　②レセプト作成時に、紙カルテ内容をレセプトに転記する。

どのパターンでも、下線の部分が完了しないと、受診日の会計ができません。そして、もし間違えて入力してしまうと、窓口での支払い金額が違ってしまいます。保険証情報の記載は医療機関にとって非常に重要な業務ですので、しっかりとできるようになってください。

2 ── 記号・番号、保険者番号　▶説明1 ▶ p.28

　レセプトのこの欄（Lesson1・02の③）は、保険者の情報です。これを間違えてしまうことは、請求書の宛先を間違えるようなものです。
　電子レセプト・紙レセプトのいずれも、窓口で保険証を呈示してもらったときに、カルテに書かれているものと保険証の情報が合っているかを確認します。紙レセプトの場合はさらに、その後レセプト作成するときに、カルテからレセプトへ転記します。
　ここでは紙カルテの様式を例示しますが、電カルやレセコンの画面を見て確認する診療所も多いと思います。しっかり確認ができさえすれば手段は何でも構いません。勤務先の環境に合わせて、見落としなく、かつ素早く確認できるようになりましょう。

1．カルテの確認箇所

↓

2．カルテからレセプトへの転記箇所

3 ― 診療を受けた人の情報

1．カルテの確認箇所

↓

2．カルテからレセプトへの転記箇所

補足

氏名は③、性別と生年月日は④⑤と一致していなければなりません。

4 ── 本人か家族か、年齢（生年月日）

本人・家族の区分と年齢区分によって、治療費のうちどれだけ保険が負担し、どれだけ受診者が自己負担するかの割合が変わります。ここを間違えると窓口の支払い金額も違ってしまいます。

> **ちょっと補足**
>
> 電カルやレセコンだと自動的に年齢に応じた区分で設定されるので、入力した生年月日が反映されます。紙レセプトでは、年齢の計算間違いも確認する必要があります。

1. 本人・家族のカルテの確認箇所

↓

2. 本人・家族のレセプトへの記載箇所

30

外来レセプトの場合は2・4・6・8・0のいずれかを○で囲みます。どんなときにどれを囲むかは、Lesson1・05 で説明します。

3．年齢
　電子レセプトの場合は、p.29 で出てきた生年月日が正しいことを確認できていれば大丈夫です。紙レセプトの場合は年齢にも注意してください。

保険証の確認

患者さんに「なぜ毎月保険証を見せないといけないの？　変更ないのに」と言われます。どう対応すればいい？

　じつは、法律に厳密に従うなら、受診のたびに保険証を確認する必要があるのです。ですがそれは現実には難しいので、最低ラインとしてレセプト提出のサイクルにあわせて月に1回は確認している状況です。現在、転職や退職のタイミングで、保険証の資格が変更になる人も多く、受診のたびに提示をお願いする医療機関も増えています。
　少なくとも診療料を保険者に請求する月は、月が変わるたびに確認する必要があります。間違った保険証情報で請求してしまうと、保険からの支払いが却下されて全額自己負担になる可能性など、患者の不利益につながるおそれもあります。
　このような内容をふまえて、患者の理解を得られるように説明し、保険証提示の協力をお願いしましょう。

保険の切り替わりのときのレセプト作成

月の途中で保険者番号が変わったときは？

　保険者番号（＝保険分を支払ってくれるところ）ごとにそれぞれのレセプトが必要です。つまりレセプトを月に **2枚つくる** ことになります。以下の要領でつくりましょう。

- 変更後レセプトの摘要欄に「国保より」「社保より」「保険者変更」などと記載しておくのが決まりです。
- 変更前のレセプトも、診療内容のつじつまが合わなくなるので、前の保険者が保険者変更となったたことを書いておくのがおすすめです。
- 変更後レセプトには、保険者が変わった日を「診療開始日」として記載します。この診療開始日に初診料は算定できません。

月の途中で記号・番号に変更があったら？

　保険者（請求先）が同じで給付割合に変更がない場合にかぎり、1枚のレセプトでも構いません。変更後の記号・番号でレセプト作成します。

Lesson 1・04

カルテの様式
先生が記載したカルテがレセプトのもと

診療録等の記載上の注意事項 - 第1- I

1 上書き部分を記入する

　レセプトは、カルテの記録をもとに記載していきます。カルテは、所定の様式またはそれに準じる形へ記載することと定められており、様式は3枚あります。

カルテの1枚目。レセプトの上書き部分はこれと照らし合わせます。

ちょっと補足

　カルテのそれぞれの様式は、現場では「〜号用紙」と呼ばれることが多いです。保険情報等を書く1枚目が1号、診療内容を書く2枚目が2号、点数を書く3枚目が3号です。
　なお、「保険医療機関及び保険医療養担当規則」という省令などでは、医科の診療録様式3つを指して「様式第1号」と表記されています。

2枚目。医師の所見や指示、提供した治療行為が記録されています。

既往歴・原因・主要症状・経過等	処方・手術・処置等
20XX/10/12 初診 11日から鼻閉（＋）咽頭痛（＋） BT36.5℃ 食事良好、便良好 20XX/10/16 再診 BT38.2℃、10/15より 咽頭痛、鼻閉（±） 頭痛（＋＋）咳嗽（＋） 食事半量	10/12 Rp. メジコン3T フロモックス(100)3T　　分3×5d ＰＬ　3g Rp. SPトローチ6T　分3 10/16 Rp. ロキソニン1T　発熱時　×5

左側は患者から聞いた情報、所見など、
先生が診療方針を考えるために
必要な情報が書かれる欄です。

私たちにとって必要なのは右側です。
お薬や処置、注射など、
提供した医療行為が記載される欄で、
レセプトの内容に直結しています。
紙カルテであれば
ここに書かれていることを読み取って
レセプトに入力します。

カルテ3枚目。診療にかかった点数と窓口での支払い情報を、診療のつど記録します。

上のように、診療日ごとに縦1列に記載する様式と、
下のように、診療日ごとに横1行に記載する様式のどちらでも構いません。

この3枚目の記載が、窓口でのお会計（明細）につながります。

都道府県番号

p.19のレセプト様式で②欄に書く都道府県番号は、下の表のように決まっています。この2ケタの番号は、医療機関コードの頭2ケタでもあるので、医療機関コードを見るとどの都道府県の医療機関なのかがわかります。

01	北海道	18	福井県	35	山口県
02	青森県	19	山梨県	36	徳島県
03	岩手県	20	長野県	37	香川県
04	宮城県	21	岐阜県	38	愛媛県
05	秋田県	22	静岡県	39	高知県
06	山形県	23	愛知県	40	福岡県
07	福島県	24	三重県	41	佐賀県
08	茨城県	25	滋賀県	42	長崎県
09	栃木県	26	京都府	43	熊本県
10	群馬県	27	大阪府	44	大分県
11	埼玉県	28	兵庫県	45	宮崎県
12	千葉県	29	奈良県	46	鹿児島県
13	東京都	30	和歌山県	47	沖縄県
14	神奈川県	31	鳥取県		
15	新潟県	32	島根県		
16	富山県	33	岡山県		
17	石川県	34	広島県		

また、保険者番号と公費負担者番号にもこの都道府県番号が入っています。

後期高齢者医療は頭2ケタが39で、それに続く2ケタが都道府県番号です。退職者医療は67に続く2ケタが都道府県番号です。国保は頭2ケタのない6ケタですので、そのまま頭2ケタが都道府県番号ということになります。

Lesson 1・05

保険の種類は何か

保険の種類に関する3つの欄を書けるようになろう

診療報酬請求書等の記載要領Ⅱ

POINT

- ✓ 社保または国保か、後期高齢者か、退職者か、公費単独か。
- ✓ 公費の該当があるか。
- ✓ 年齢区分、本人か家族か。

Lesson1・03で学習したことを思い出してください。保険証を確認するときのポイントのひとつに、保険者の情報がありましたね。

このLessonでは、それより少し詳しく、保険の種類とレセプトへの記載方法を学習しましょう。

1 ― 社保または国保か、後期高齢者か、退職者か、公費単独か

1．カルテの確認箇所

保険者番号の欄を見ます。桁数（8ケタか6ケタか）と、8ケタの場合は頭の2ケタの数字から、保険の種類がわかります。

保険者番号が空欄の場合は、公費での支払いです（そのときは、②公費負担者番号の欄に公費番号が書かれています。公費支払いがないときは②の欄は空白です）。
↓

2．カルテからレセプトへの転記箇所

この欄の、1～4のどれかに必ずひとつ○がつきます。電カルやレセコンだと保険の種類を間違えずに入力していれば、該当するものが自動的に選択されます。

	どんな場合に○がつくか
1 社・国	社保または国保の保険証を持っている人。74歳以下の人は多くがここに○がつきます。ただし、社保の保険証を持っている人でも、退職者医療の保険証の場合は「4退職」になります。
3 後期	後期高齢者医療制度の保険証（後期高齢者医療被保険者証といいます）を持っている人。75歳以上の人の多くは、ここに○がつきます。
2 公費	社保・国保・後期高齢者医療を使わず、公費負担単独の場合（多くありません）。ここに○がつくと、右隣の欄の「1 単独」にも○がつきます。 公費利用の場合のレセプト作成は、Lesson1・08を参照してください。
4 退職	退職者医療制度の保険証（退職者被保険者証といいます）を持っている人。

保険者番号とレセプト

ちょっと補足

後期高齢者医療の保険証

後期高齢者医療被保険者証は、自治体によって紙の保険証のところと、カード式保険証のところがあります。39ではじまる8ケタの保険者番号です。

後期高齢者の保険証を呈示されたときは、通常の確認事項に加えて、

- 有効期限内か
- 一部負担金の割合はカルテと一致しているか

を確認しましょう。

自治体によっては、有効期限の変わり目に色を変更しているところも多く、期限の切れた保険証に気づきやすくなっています。

ちょっと補足

退職者医療の保険証

退職者被保険者証は、保険証の上部にマル退(「退」をマルで囲んだ表示)があり、保険者番号が67で始まる8ケタです。

退職者医療の制度は2007年に終了しており、現在は経過措置に当てはまる人だけなので、「4 退職」に○がつく機会も、ごくまれです。

退職者医療とよく似た制度で、特例退職被保険者制度というものがありますが、特退の場合は「4 退職」でなく「1 社・国」になります。特退の制度も廃止する組合が多くなっています。

2 ─ 公費の該当があるか

1．カルテの確認箇所

　下図の①の欄に8ケタの番号が書かれている場合は、公費負担医療の利用があります。その場合は、②を見て保険と併用するかどうかを確認します。また、③で公費が1種類だけかどうかを確認します。

↓

2．レセプトの記載箇所

　この欄の、1〜3のどれかに必ずひとつ、○がつきます。

	どんな場合に○がつくか
1 単独	・「1 社・国」「3 後期」「4 退職」に○がついた人で公費受給者証はない人 ・「2 公費」に○がついた人
2 2併	・「1 社・国」「3 後期」「4 退職」に○がついた人で、公費の受給者証を1つ持っている人
3 3併	・「1 社・国」「3 後期」「4 退職」に○がついた人で、公費の受給者証を2つ以上持っている人

3 ― 年齢、本人か家族か

レセプトの記載箇所

　カルテの確認は、Lesson1・03で学習したのと同様です。レセプトへは、外来レセプトだと2・4・6・8・0のどれかひとつに○がつきます。

	どんな場合に○がつくか
2 本外	保険証が「被保険者（本人）」の場合
4 六外	未就学児の場合
6 家外	保険証が「被扶養者（家族）」の場合
8 高外一	・高齢受給者証に記載されている負担割合が1割か2割 ・後期高齢者医療被保険者証に記載されている負担割合が1割か2割
0 高外7	・高齢受給者証に記載されている負担割合が3割 ・後期高齢者医療被保険者証に記載されている負担割合が3割

まとめ

年齢と区分・負担割合

患者の年齢と、どの区分に○がつくかを、ここでおさらいしておきましょう。

年齢	区分	負担割合	ポイント
0〜就学前	4　六外	2割	誕生月日にかかわらず、年度がわりのタイミングで変更。自治体独自の補助制度が設けられていることが多い。
就学〜69歳	2　本外 6　家外	3割	
70〜74歳	8　高外一	2割	保険証に加えて、高齢受給者証も確認！
	0　高外7	3割	
75歳〜	8　高外一	1割	後期高齢者医療の「高外一」の「一」は、1割ではなく「一般・低所得」の略
	0　高外7	3割	

保険の記載、年齢区分

「給付割合」には何を書く？

　保険者番号の右隣の欄に、給付割合の欄があります。この欄は、国保か退職者医療の場合だけのもので、しかも自県の分は省略して構いません。**国保か退職者医療で、他県から来られた人**の場合は、ここを記載しましょう。

年齢区分が変わるタイミングは？

69歳から70歳になったら

　70歳の誕生日に合わせて、高齢受給者証が発行され、**翌月から**そこに書いてある負担割合になります。負担割合が変わりますが、74歳まではこれまでの保険も併用です。**保険証と高齢受給者証の2つ**が必要です。

74歳から75歳になったら

　75歳以上は、全員が後期高齢者医療になります。誕生日の前日までが社保・国保などそれまでの保険で、**誕生日から**後期高齢者医療です。

就学前の2割から3割へ

　「六外」から「家外」へは、誕生月・日にかかわらず、**年度替わりに一斉に**2割から3割に切り替わります。5歳から6歳になったときに変更があるわけではありません。誕生月によって、2割の期間が6歳11カ月〜6歳0カ月と幅があることになります。

Lesson 1・06

医療保険の種類
全部を暗記しなくても大丈夫！

　おもな保険の種類と対象をまとめました。厳密に分類しようとするととてもややこしいのですが、はじめのうちは、社保と国保の区別、それぞれの保険の主体の違いを大まかにわかっていれば合格ラインといえます。

医療保険の種類（おもなもの）

分類		対象
社保 （社会保険の略。職域保険、被用者保険という分類をする場合もあります。）	健康保険 （組合管掌健康保険／協会けんぽ／など）	企業等に勤める人とその被扶養者
	共済組合	公務員や教職員とその被扶養者
	船員保険	船員とその被扶養者
国保 （地域保険という分類をする場合もあります。）	国民健康保険	75歳未満で、社保に入っていない人
	退職者医療 （2008年で廃止。経過措置として2014年度までの65歳未満退職者を対象として適用される。）	健康保険加入者が定年退職後、75歳までの間
後期高齢者医療		・75歳以上の人 ・65歳以上75歳未満で一定の障害の状態にある人

Lesson 1・07

保険診療の範囲
これが医療機関の基本

医師法、医療法、保険医療機関及び保険医療養担当規則

健康保険の範囲外の診療

以下の場合には、保険による診療を受けられません。

病気やけがの原因（責任）が、他者にあるもの	・勤め先の仕事が直接の原因となって起きた病気やけが ・通勤途上の事故による病気やけが ・第三者行為による傷病、交通事故など ・けんかや泥酔が原因、不正行為、故意による傷病
病気とみなされないもの／健診や予防のための医療	・単なる疲労など疾病によらない状態 ・美容目的 ・正常な妊娠・分娩 ・屈折矯正の手術 ・健康診断やそのための検査 ・予防医療（予防接種など） ・医師の判断に基づかない、患者の希望

保険診療で禁止されていること

無診察治療

診察することなく治療を行なうことを「無診察治療」といいます。診察なしでの投薬、診察なしで診断書もしくは処方箋交付してはならないとされています。

混合診療

保険診療と自費診療の混合は認められていません。保険で受けられる治療と保険診療外の治療を併行して行ない、保険診療外の診療料のみ自費として支払ってもらうことは混合診療になります。保険を使いたいなら自由診療を混ぜることはできず、自由診療で行なうなら全額自費となります。

自己診療

医師が自分自身に対して行なう診療を自己診療といいます。自己診療を保険診療では扱えません。

保険診療の範囲

「処方箋だけ出して」と来院されたら？

　診察しないで治療をすることは医師法によって禁じられています。投薬や処方箋発行には、そのつど医師の判断が必要と定められています。実際に診療をしていても、カルテには投薬のみしか記されていないと、無診察治療が疑われかねませんので、しっかり記載をする必要があります。

保険外診療の支払いは具体的にどうなるの？

　禁止されているのは、「保険診療と保険外診療を同時に行なって、保険外診療の費用は患者負担とし、保険診療分は保険者に請求する」ことです。
　ですから、保険外診療を提供する場合は、
- 保険診療分を含めすべて患者負担とする
- 保険外診療の費用を医療療機関が負担する（無償とする）

のいずれかでの対応になります。

「テレビでやっていた、あの検査を受けてみたい」という患者さんは？

　治療上の必要性が認められない場合は、保険診療の範囲外になります。必要性を説明したうえで、全額自己負担になることもお伝えし、それらをふまえて選んでもらえばよいでしょう。

Lesson 1・08 参考

公費利用するときのレセプト
保険の主体の違いがレセプトに影響する

1 ─ 公費負担医療

　医療保険は保険者が治療費の一部を支払うしくみです。そのお金のもとは、被保険者が支払っている保険料です。

　医療保険とは別に、治療費（一部ないし全部）を国や地方自治体が負担するしくみが公費負担医療です。そのお金のもとは国民・市民が納めた税金です。

　ひとことで公費負担医療といっても、その内容・適用対象は制度ごとにさまざまです。負担割合だけでも、全額公費負担のものもあり、医療保険が優先で自己負担分だけに公費が適用されるものもあり、限度額を超えた分だけ公費負担のものもあります。さらに、自治体独自の公費負担医療（乳幼児医療が代表）は、実施の有無・名称・対象者・認定基準・窓口負担方法・負担金などの細部が自治体により異なっています。

　はじめから多くを理解するのは大変ですので、公費には種類がいろいろあるんだな、対象やしくみが違って複雑なんだな、とわかっているだけでも構いません。

2 ─ 公費優先か保険優先か

　公費医療制度には、全額公費（公費優先）のものと、保険から支払われない範囲だけ公費で補助される（保険優先）のものがあります。

　全額公費の場合は、Lesson1・05 で学んだとおり、「2 公費」＋「1 単独」です。しかし、公費優先の制度はごく少なく、「2 公費」の〇がつくレセプトは経験したことがない人が多いと思います。全額公費はめったにな

ちょっと補足

「2 公費」に〇がつくのは、12（ほかに保険がないとき）、13、14、18、29、30 です。一般の診療所で全額公費になるのは 12（生活保護）が大半です。

公費の種類による違い（①公費なし　②保険優先の公費　③公費優先の公費）
それぞれ、かかった治療費が 10,000 円だった場合

① 公費なし（医療保険 7 割、自己負担 3 割の場合）

保険者負担（7 割、7,000 円）	患者負担（3 割、3,000 円）

治療費の 7 割を保険者が支払い、3 割を患者が支払う

② 保険優先の公費医療（医療保険の自己負担 3 割、公費の自己負担上限が 500 円の場合）

保険者負担（7 割、7,000 円）	公費負担（2,500 円）	

保険者の負担額は変わらず、（治療費－保険者負担）の部分に公費が適用される　　　患者負担（500 円）

③ 公費優先の公費医療

公費負担（10 割、10,000 円）

治療費の全額を公費（国）が支払い

い、と覚えておくとよいです。

　ふだん一般の診療所で接している公費は、上の図でいうと②が多いです。治療費のうち、まず保険支払いの分を除いて、残りの部分に対して公費で補助される形です。

3 ― 国の制度

　国の制度には次ページの表のものなどがあります。診療所では 12、19、54 が多いと思います。

　それぞれの制度で受給の対象が定められています。受給者証を持っている人でも、たとえば 54 ではパーキンソン病の治療は公費支払いが適用されますが、同じ人がかぜをひいて来院しても公費からの支払いはありません。一方、12 は原因にかかわらず、かかった分の医療費がすべてまかなわれます。公費レセプトを書く場合は条件を調べるようにしてください。

おもな国の制度

制度の名称、法律など	法制番号	対象者	取扱機関	備考
結核医療	10	結核で治療が必要な患者	保健所	結核に関する薬・検査のみ（5％自己負担）
戦傷病者	13	戦争中のけが・病気によるもの	都道府県	医療費の全額を負担
更生医療	15	身体障害者で手術等により障害が軽くなる場合	市町村	健康保険と公費が医療費の全額を負担（一部負担のある場合もある）
育成医療	16	子どもの患者が一定の手術を必要とする場合	保健所	健康保険と公費が医療費の全額を負担（一部負担のある場合もある）
原爆被爆者医療	19	広島・長崎で被爆した認定患者	保健所	健康保険と公費が医療費の全額を負担
精神保健福祉法32条（一般医療）	21	精神障害と付随する疾患の患者	保健所	医療費の95％を健康保険と公費で負担、**通院のみ**
難病医療費助成制度	54	原因不明で治療方法の確立していない難病など	保健所	健康保険と公費が医療費を負担、難病にかかわるものだけが対象
生活保護法	12	生活困窮者	市町村の福祉事務所	医療費の全額を負担。他に保険などがあれば保険が優先で、残りを生活保護が負担。

4 ― 生活保護

　12 は全額公費負担です。生活保護世帯では、健康保険には入れないかわりに、「医療券」が福祉事務所から発行されます。これを医療機関（指定機関に限る）に提出することで、自己負担なしで医療が受けられるのです。

　医療券は、あらかじめ受給者本人が、福祉事務所で受け取ることが原則です。これを生活保護法の指定医療機関へ持参することで、診察を受けることができるという流れです。

医療券は、福祉事務所へ依頼して発行してもらいますが、基本的には、発行依頼は生活保護受給者本人が行なう決まりになっています。本人は生活保護受給者だと自己申告している、でも医療券を持っていない……こんなときに、診療所から後日福祉事務所に発行依頼の形をとる場合も多いと聞きます。緊急の場合もあるためにそのような形も許容されていますが、患者本人があらかじめ発行依頼し、発行された医療券を持参して医療を受ける形が本来だと知っておいてください。

福祉事務所の方の話では、「患者さんが医療券を持たずに『生活保護だから保険証がない』と来られたときには、福祉事務所に問い合わせてください」と言っておられました。以前から通院している方でも、途中で資格喪失している場合もあります。医療券を持参されていない場合は、生活保護の適用かどうかを必ず確認してください。

5 ― 都道府県・市町村の公費

都道府県や市町村で、条例や規則により独自に医療費助成を行なっています。おもに3つのタイプの助成があります。

1. 医療保険制度での、自己負担分を助成する
2. 国の公費負担医療が対象者に適用されたあとの、患者負担分に対して助成する
3. 国の公費負担医療の対象を拡大する（難病などの対象疾患の拡大）

対象には所得制限があることがほとんどです。

6 ― 公費負担医療のレセプトのポイント

ポイント1．公費負担の対象か公費外かを区別する

1枚のレセプトで医療保険と公費負担医療の給付の内容が異なる場合や、診療実日数が異なる場合は、「摘要」欄に記載した内訳のうち、公費の対象分にアンダーラインをつけて、保険者がわかるように区別しておきます。

ポイント2．国の制度が優先

基本的に、次の①→②→③の順に優先されます。

① 医療保険
② 国の公費負担医療
③ 市町村の公費負担医療

ただし全額国費の 13、14、18、29、30 は別で、医療保険より国の公費が優先でしたね。

ポイント3．生活保護（12）はいちばん下

公費どうしは、項番の小さいほうが優先されるのが原則です（自治体によって一部例外もあります）。2つ以上の公費が該当するときは、小さい番号から順に上から書きますが、ひとつだけ例外があります。12（生活保護）は、ほかに保険があるときはそちらを優先する制度なので、いちばん下に書きます。また、12 は国の制度ですが、お金を出すのは市町村です。

ちょっと補足

電カルやレセコンでは、アンダーラインをつける設定ではない機種もありますが、どのタイプの機種であっても、どこから支払われる医療費なのかを間違わないように、該当する保険（または公費）で入力してください。

ちなみに、公費利用があるときの処方箋も、電カルやレセコンによって違います。アンダーライン付きで出てくる機種もあり、保険別に2枚出てくる機種もあります。

レセプトも処方箋も、この医療費を負担するのはどの保険（または公費）かを意識して作成できるようになりましょう。

Lesson 1・09

レセプト審査の流れ
返戻と減点の違いがわかる？

1 ― 提出後のレセプトはどこに行くか

　毎月、審査支払機関にレセプトを提出しますね。提出されたレセプトは、下図のような流れで審査されます。

医療機関が提出したレセプトは、まず**審査支払機関**で審査されます。

　審査支払機関は2種類あります。ひとつが**支払基金**（正式には社会保険診療報酬支払基金といいます）で、**社保または生活保護**への請求をとりまとめます。もうひとつは**国保連合**（正式には国民健康保険団体連合会）で、**国保と後期高齢者医療**への請求をとりまとめるところです。

　審査支払機関による審査を通過すると、その後レセプトは各保険者に送られて、保険者によって審査されます。

2 ― 返戻と減点

　審査の結果、請求内容が不適当だと判断されて、修正された額で支払われること（**査定**）や、レセプトに不明点があり差し戻されること（**返戻**）があります。

よくある返戻	よくある査定（減点）
・資格喪失	・病名漏れ
・保険証の入力ミス	・適応外
・点数の誤り	・過剰
・診療内容の再確認	・不適当・不必要

1．返戻

　レセプトが返戻になったら、間違っていたところを修正して再提出できます。再提出でも、それが審査を通れば、請求した額が支払われます。

　返戻になるよくあるミスは、保険証情報の記載漏れや入力ミスです。

2．減点

　査定には、増点と減点の二種類ありますが、増点はめったになく、ほとんどが減点です。

　減点になると、審査側の判断のみで妥当な額を決定されてしまい、その額が支払われます。返戻とは違って、該当箇所を書き直して再提出することはできません（査定が不服の場合、再審査請求はできます）。

　減点になるケアレスミスは、病名の漏れや適応外です。検査や薬には、その治療が必要だった病名が必ずあります。薬・検査・処置などに対する病名が漏れていな

いか、ひとつずつ確認が必要です。

　レセプトに記載の病名はカルテと一致していなければならず、事務だけの判断で病名を追加することはできません。ですが、事務が一次チェックを精度高くできるようになると、医師の負担を軽くすることができます。

3 ― 返戻になってしまったら

　減点と違って、返戻はレセプトが差し戻されただけです。返戻になった場合は、必ず再提出しましょう。返ってきたレセプトを再提出しなければ、差し戻しの原因になった不明点だけでなく、そのレセプトで請求した点数全額がゼロになってしまいます。

　差し戻されたレセプトには、返戻内訳書がついてきます。返戻内訳書は、差し戻しの理由などが書かれています。返戻内訳書を確認して、訂正・再提出します。

再提出のポイント

- ✔ 戻ってきたレセプトに直接記入して訂正します。
- ✔ 訂正する部分を二重線で削除し、正しい内容に書きなおします。
- ✔ 返戻されたレセプトには付箋がついています。再提出のときも付箋がついたままにしておきます。付箋には何も書かないでください。
- ✔ 請求書をつけて編綴します。

　再提出すればそれで解決ではありません。再提出で無事に支払いが下りた場合でも、返戻がなかった場合と比べると、再提出の手間がかかっていますし、支払いの時期が数カ月遅くなってしまいます。

　返戻があったら、再提出するのと同時に、なぜ返戻になったかを考え、院内で共有し、経験を蓄積していきましょう。

4 ― 減点になってしまったら

　減点になったレセプトは、再提出はできません。減点になるレセプトをつくらないことが肝心です。次から同様のミスをしないように理由を分析し、院内で共有、蓄積しましょう。

5 ― 請求漏れ

　返戻や減点であれば、結果が返って来るため、次からは注意しやすくなります。ところが、本来請求すべき点数を請求していなかったとしても、審査支払機関も保険者も教えてはくれません。請求漏れは、ミスとしてわかりやすい返戻や減点と違って、気づきにくい問題です。

　漏れやすいのは、カルテに医療行為として書かれない管理料や指導料です。管理料などは、点数も大きく、ひとつ請求が漏れると大きく損失でもあります。レセプト提出前の点検で、通して見る点検を、⑬（医学管理）と⑭（在宅）だけは1回多くする医院も多くあります。

　そして、点数のことを知らなければ請求できません。レセプトにかかわる人間は、新人であろうとベテランであろうと、つねに勉強が必要です。

Lesson 2

基本診療料を請求する

Lesson 2・01

診療所外来で請求する基本診療料
初診と再診の違いを知ろう

第1章第1部　初・再診料

POINT

- ✓ 受診のたびに、初診料か再診料を必ず算定する。
- ✓ ある傷病について初めての診療のときに、初診料を算定する。
- ✓ 初診に引き続いての診療のときに再診料を算定する。

1 — 基本診療料は受診のたびに必ず算定されるもの

　患者が医療機関を受診すると毎回必ずひとつは算定されるのが、基本診療料です。基本診療料には、初診料、再診料、外来診療料、入院基本料と入院基本料加算、オンライン診療料があります。診療所外来であれば、受診のたびに、初診料か再診料のどちらか一方を算定します。

記載欄
　初診料・再診料はこの欄に記載します。

58

2 ― 初診と再診の区別

1．初診料

初診料とは、患者の**ある傷病について、その医療機関で初めての診療**のときに算定できる基本診療料です。

初診料を算定するには、以前の傷病がすべて「治ゆ」または「中止」の転帰がついていて、新たな傷病での受診であることが必要です。▶説明1

> **説明 1**
> 初診とは、患者のある傷病について、その医療機関での1回目の診療のことです。
> 再診とは、初診後に、引き続いて診療が必要な患者に対する診療です。

2．再診料

再診料は、患者の**ある傷病に対して、2回目以降の診療**のつど算定できる基本診療料です。前回までの傷病への診療が継続している間は、診療のたびに毎回再診料を算定します。

初診時の傷病とはまったく関連がない傷病に対する診療でも、前回受診の傷病についての診療がまだ継続中なら、再診になります。▶説明2

> **説明 2**
> 前回までの傷病がすべて「治ゆ」か「中止」の転帰がついていれば初診。どれか1つでも転帰がついていない傷病があれば、再診です。

3．注意点

- ✓ **診療継続中**の患者には、違う傷病・症状での受診でも、初診料ではなく再診料を算定します。
- ✓ すべての傷病が「治ゆ」または「中止」となった後で受診した場合は、前回受診日からの間隔にかかわらず、初診料を算定できます。この場合、以前の傷病の転帰欄に、治癒月日を記載しておきましょう。
- ✓ 患者が任意に診療を中止し1カ月以上経過後は、同じ医療機関、同じ病名（慢性疾患などは除く）での受診でも、初診料を算定できます。
- ✓ 上のように以前の傷病に対する受診が中断していて

ちょっと補足

基本診療料には、簡単な検査や処置の費用が含まれています。具体的には、問診や視診・触診などの基本的な診療、血圧測定、点眼、点耳、100cm^{2}未満の皮膚科軟膏処置等は、基本診療料と別に算定することはできません。

「中止」となっていても、**慢性疾患など明らかに同一の傷病だと考えられる場合は、初診料の算定はできません。**

例1.

　AさんはX年2月5日から気管支炎で通院している。2月14日の診療で、気管支炎は治まってきたが、経過観察としている。2月19日、腱鞘炎を起こして受診。

→ **再診で算定します。**

　気管支炎で診療継続中なので、別の傷病の診療でも再診になります。

例2.

　X年3月5日に胃腸炎で受診していたBさんが、8日・11日と来院し、11日の診療で治癒と診断された。3月25日に、「鼻水がひどい」と受診。

→ **25日を初診で算定可能です。**

　5日の受診は初診として算定。胃腸炎の「治ゆ」を○で囲んで日付を記載し、25日の受診も初診として算定することが可能です。

　ただし、「初診料として算定しなければならない」決まりではなく、医療機関の方針によって再診とする場合もあります。

3 ── 情報通信機器を用いた初診料・再診料

　2020～21年、新型コロナウイルス感染拡大に際しての時限的・特例的対応として、初診からのオンライン診療等が認められていましたが、2022年改定で、初診も含め、情報通信機器を用いた診療への評価が新設されました。

　情報通信機器を用いた初診料・再診料の算定には、施設基準（▷情報通信機器を用いた診療を行なう十分な体制が整備されている　▷厚生労働省「オンライン診療の適切な実施に関する指針」に沿って診療を行う体制を有する保険医療機関である）を満たした旨の届出が必要です。

　具体的な算定やレセプト作成については、本書では省略します。

ちょっと補足

情報通信機器を用いた場合

　初診料（情報通信機器を用いた場合）は251点、再診料（情報通信機器を用いた場合）は73点です。

　算定の要件は、▷厚生労働省「オンライン診療の適切な実施に関する指針」に沿って診療を行なう　▷初診はかかりつけ医が行なうことが原則　▷指針に沿った適切な診療であったこと、診療内容、診療日・診療時間等の要点を診療録に記載　▷医師の所属する医療機関内での実施が原則　▷緊急時には、オンライン診療を実施した医療機関が対応することが原則（やむを得ず対応できない場合は、かかりつけ医や紹介先医療機関をカルテに記載する）── などと定められています。

　用いる情報通信機器は、「オンライン診療の適切な実施に関する指針」に、「リアルタイムのビデオ通話が可能な通信システム（視覚情報・聴覚情報を含むもの）でなければならず、文字や写真、録画動画のみのやりとりで完結してはならない」と記載されています。

　情報通信機器を用いた初診・再診の際には、カルテとレセプト摘要欄に、「オンライン診療の初診に適さない症状」（日本医学会連合）等をふまえ、指針に沿った適切な診療であったことを記載します。情報通信機器を用いた初診・再診の際の処方は、「オンライン診療の初診での投与について十分な検討が必要な薬剤」（日本医学会連合）等の診療ガイドラインをふまえ、指針に沿った適切な処方であったことを、カルテとレセプト摘要欄に記載します。

Lesson 2・02

初診料を請求する
初診料と加算を算定できるようになろう

A000 初診料

POINT

- ✓ 初診に該当する診療か？
- ✓ 患者は6歳以上か6歳未満か？
- ✓ 受付の時間は？

1 ― この点数の意味

初診を行なった場合に算定できる基本診療料です。

患者への説明　　　　　この点数何？　って聞かれたら

今回の病気（またはけが）に対して初めて診療させていただいたことの点数です。

　Lesson2・01のとおり、「初診」とは、ある傷病に対する、その医療機関での1回目の診療のことを指します。

2 ― 初診料の書きかた

記載欄

初診料を算定できる条件

Lesson2・01の復習になりますが、初診料とは、患者のある傷病について、その医療機関で初めて診療を行なったときに算定できる点数です。初診料の基本は288点で、これに年齢や時間による加算が加わります。

書きかた

| 11 | 初　診 | 時間外・休日・深夜 | **1** 回 **288** 点 |

その月に加算（後で説明します）がない初診が1回だった場合、回数の欄に「1」、点数の欄に「288」と書きます。

3 ― 6歳の誕生日前は加算がある

患者が6歳未満 ▶説明1 の子どもの場合、初診料にプラスして75点を算定できます。これを「乳幼児加算」といいます。

> **説明 1**
> 「6歳未満」とは、**6歳の誕生日の前日まで**です。保険の給付率の境界になる「義務教育就学前」とは異なります。

書きかた

| 11 | 初　診 | 時間外・休日・深夜 | **1** 回 **363** 点 |

6歳未満の子どもで、その月に初診（診療時間内）が1回だった場合、回数の欄

に「1」と書き、点数の欄には初診料の 288 点と加算の 75 点を合計した点数「363」を書きます。

注意点

✓ 時間外の 200 〜 695 点（後述）を算定するときは、この 75 点は同時に算定できません。

✓ 初診料と加算の点数を合計して書けばよく、「6 歳未満」「乳幼児加算」など摘要欄への記載は必要ありません。

4 — 受付の時間によって加算額が違う

受付時間によって、一般の診療所では以下の加算を算定できます。

初診の時間加算			乳幼児加算 75 点との併算定
	6 歳以上	6 歳未満	
時間外加算 ▶説明2	85 点	200 点	できない
休日加算 ▶説明2	250 点	365 点	できない
深夜加算 ▶説明2	480 点	695 点	できない
夜間・早朝等加算	50 点		できる

（1）診療時間外の加算

受付した時間が診療時間外のときは、初診料にプラスして 85 〜 695 点を算定できます。診療時間外の加算は「時間外」「休日」「深夜」があり、それぞれ点数が違います。さらに、6 歳以上かどうかでも額が違います。これらをまとめて「時間外等加算」といったり、「時間加算」ということもあります。

（2）診療時間内で夜間早朝の加算

平日の夕方 18 時以降（土曜日は 12 時以降）早朝 8 時までに受付した場合は、そ

説明 2

「時間外」とは、**医療機関が表示する診療時間外**のことです。ただし、下記の「休日」「深夜」にあたる時間帯を除きます。

「**休日**」は、日曜・祝日・年末年始（12/29 〜 1/3）を指します。診療所で定めた休診日はこれにあたりません。

「**深夜**」は、22 時から翌朝 6 時までを指します。ただし、「深夜」の時間帯でも、表示している診療時間は、通常はこの加算の対象ではありません。診療時間内であれば「夜間・早朝等加算」を算定できます。

れが診療時間内でも、50点を算定できます。「夜間・早朝等加算」といいます。

　夜間・早朝等加算は、▷診療所 ▶説明3 である ▷原則、診療時間が週に30時間以上 ── が必要です。診療所なら多くが算定できる点数です。

注意点
- 時間外・休日・深夜加算、夜間・早朝等加算は、同時に2つ以上算定することはできません。
- 先ほど説明したように、乳幼児加算の75点と、この時間外・休日・深夜加算も同時に算定できません。時間加算ですでに、乳幼児に対しての加算になっていることをわかっていれば、同時に算定できないことが理解しやすいですね。
- 夜間・早朝等加算の50点は、乳幼児加算の75点と同時に算定できます。

説明 3

「診療所」とは、医療機関のうち、入院設備がないか、入院のベッド数が19以下のところを指します。ベッド数が20以上の医療機関を病院といいます。

ちょっと補足

小児科、およびもっぱら夜間救急のための診療所では、通常とは加算点数が違うことがあります。
　また、24時間対応（複数の医療機関で連携してもよい）などを満たした届出が必要な、機能強化加算という加算もあります。
　これらの具体的な算定方法は、本書では省略します。

書きかた

　下のような診療時間の診療所で、▷休診日の診療　▷休日の診療　▷時間外の診療 ── の場合の書きかたを考えてみましょう。

診療時間：午前診 9 ～ 13 時、午後診 16 ～ 19 時
休診日：水曜、土曜午後、日曜、祝日

　いずれの例も、その月の初診は 1 回だけだったとします。

(1) 水曜の 16：00 受付、30 歳女性

11	初　　　診	時間外・休日・深夜	**1** 回 **373** 点

　水曜は診療所の休診日ですが休日加算の「休日」には該当しないので、「時間外加算」になります。「時間外」を○で囲み、回数の欄に「1」と書き、点数の欄には初診料の 288 点と加算の 85 点を合計した点数「373」を書きます。

(2) 日曜の 12：00 受付、3 歳児

11	初　　　診	時間外・休日・深夜	**1** 回 **653** 点

　日曜日なので、時間帯にかかわらず「休日加算」を算定できます。「休日」を○で囲み、回数の欄に「1」と書きます。加算の点数は、6 歳未満なので 365 点です。初診料の 288 点と加算の 365 点を合計した点数「653」を書きます。

(3) 月曜の22：00受付、50歳男性

| 11 | 初　　診 | 時間外・休日・(深夜) | 1 | 回 | 768 | 点 |

「深夜加算」を算定できます。「深夜」を○で囲み、回数の欄に「1」、点数は初診料の288点と加算の480点を合計した点数「768」を書きます。

(4) 金曜の18：10受付、12歳男児

診療時間内の18時以降なので、「夜間・早朝加算」の50点を算定できます。書きかたは、時間外加算と同じく「時間外」を○で囲み、回数の欄に「1」、点数は初診料と加算を合計して「338」と書きます。そして、摘要欄に「夜間・早朝等加算」と記載します。

(5) 土曜の12：30受付、12歳男児

| 11 | 初　　診 | (時間外)・休日・深夜 | 1 | 回 | 338 | 点 | | 夜間・早朝等加算 |

これも診療時間内の土曜日12時以降なので、先ほどと同様ですね。

5 ― 施設基準を満たせば算定できる加算

以下の加算は、2022年診療報酬改定で新設されました。

(1) 電子的保健医療情報活用加算

- 施設基準を満たしている（レセプトの電子請求をしている、オンライン資格確認システム端末を導入ずみ、オンライン資格確認について院内掲示している）
- オンライン資格確認により診療情報等を取得し、診療を行なった

オンライン資格確認で診療情報を確認した患者のみ、初診料の加算として7点算定できます。月1回までです。施設基準の届出は不要です。

経過措置として2024年3月31日までは、診療情報等をオンラインで取得できなくても、初診時に3点加算できることがあります。

(2) 外来感染対策向上加算

- 診療所である
- 専任の院内感染管理者、感染防止対策部門が設置されており、感染防止対策の業務指針と、院内感染管理者の業務内容が整備されている
- 最新のエビデンスに基づき自院の実情に合わせた手順書を作成し、各部署に配布している
- 年2回以上、職員を対象に感染対策の研修を定期的に実施している
- 院内感染管理者は年2回以上所定の院内感染対策カンファレンスに参加し、年1回以上所定の新興感染症を想定した訓練に参加している
- 院内の抗菌薬の適正使用について、連携する専門医療機関または医師会から助言を受け、抗菌薬の適正使用の推進に資する取組を行なっている
- 発熱外来等を実施する体制を有し、自治体のウェブサイトで公開している
- 有事を想定した地域連携体制について、連携先と協議している
- 届出をしている

これらを満たした場合に、すべての患者で、毎回初診料の加算として6点算定できます。

さらに要件を満たす場合に、連携強化加算とサーベイランス強化加算が新たに設けられましたが、本書では省略します。

ちょっと補足

初診料

初診料を算定できるかどうかは、いろいろな状況ごとに具体的に定められています。以下に一部を紹介します。もっと詳しく知りたくなったかたは、点数表や疑義解釈にもあたってみるとよいでしょう。

同時に複数の傷病について初診

初診に該当する診療で複数の傷病を診療しても、初診料は1回分の算定です。

ただし同じ診療所内の他科で異なる担当医への受診の場合は、どちらも初診にあたる診療で同じ日の受診、かつ別の傷病なら、2つ目の科で「初診料」として144点を算定できます（同日複数科初診料といいます）。同日複数科初診料には、初診料につく加算をつけられません。

病気だと診断されなかった場合は？

患者が症状を訴えて受診し、その診断の結果、病気だといえる状態ではなくその後治療が行なわれない場合でも、初診料を算定できます。

健康診断から続けて診療

Lesson1・7で学んだとおり、健康診断自体には保険を使えません。

健康診断の結果、治療が必要となり、健康診断した医療機関と同じところで治療をする場合、当日は初診料も再診料も算定できません。翌日以降であれば再診料を算定できます。初診を算定できないのは、初診という行為は健康診断で済まされているとの考えからです。

そして、レセプトには、毎回どちらかを算定するはずの初診料も再診料もないことになります。ですからこの場合は、「初診料、健康診断にて算定済み」などと摘要欄に記載する必要があります。

健康診断の後に別の医療機関を受診

健康診断の結果をうけて受診した場合でも、健康診断をしたところと別の医療機関での診療なら、初診料を算定できます。

初診料

「以前もかかったことがあるのに、今日も初診料を取られるのはおかしい」とクレームがありました。どう説明すればよい？

　このクレームの原因は、「初診料」を、医療機関を初めて訪れたときのみ算定されるものだと誤解されているためと思われます。このような場合、同じ病気で続けて受診しているのであれば再診ですが、一定期間があいたとき、または以前と違う症状や病気で診察を受けたときは初診になることを説明しましょう。

18：00までに受付をすませた患者の診察が、待ち時間があり18：30からでした。このとき「夜間・早朝等加算」は算定できる？

　夜間・早朝等加算は、18時以降に受付を行なった患者が対象となるものであり、この場合は算定できません。したがって、受付の時間によって夜間・早朝等加算を算定する患者と算定しない患者が混在する可能性があるので注意しましょう。その旨を院内掲示することが必要です。

Lesson 2・**03**

再診料を請求する
再診料と加算を算定できるようになろう

A001 再診料

POINT

- ✓ 診療継続中か？
- ✓ 6歳未満、時間外等の加算は初診と同じ。
- ✓ 明細書発行体制加算、外来管理加算、時間外対応加算を算定する？

1 ─ この点数の意味

<u>再診のつど</u>算定する基本診療料です。

患者への説明   って聞かれたら

　前回から引き続いて診療をさせていただいたことに対する点数です。

Lesson2・01のとおり、「再診」とは、初診後に、引き続いて診療が必要な患者に対する診療です。

2 ── 再診料の書きかた

記載するところ

再診料と加算

　再診料の基本は 73 点です。これに加えて、初診と同様の 6 歳未満・時間外等の加算があり、診療所によっては、初診料にはつかなかった外来管理加算や時間外対応加算といった加算がつくこともあります。73 点にこれら加算の点数を足して、再診料が決まります。

3 ── 乳幼児加算と時間外等加算

　初診料の加算と同様に、再診料でも、▷ 6 歳未満　▷時間外等　▷診療時間内の夜間・早朝 ── には加算がつきます。

（1）再診料の乳幼児加算

　6 歳未満の子どもの場合、再診料にプラスして 38 点を算定できます。初診と同様に、時間外等加算と重複して算定はできません。

（2）時間外等加算

　時間外・休日・深夜の加算がそれぞれ、65 点、190

ちょっと補足

再診料につく加算は、初診料の加算の半額ですね。

点、420 点です。時間・年齢の区別は、初診と共通です。

（3）夜間・早朝等加算

再診の場合も、初診料への加算と同額の 50 点です。施設基準と、時間・年齢の区別も初診と共通です。

再診の時間加算			乳幼児加算 38 点との併算定
	6 歳以上	6 歳未満	
時間外加算	65 点	135 点	できない
休日加算	190 点	260 点	できない
深夜加算	420 点	590 点	できない
夜間・早朝等加算	50 点		できる

書きかた

12	再　　　　診	73	×	2 回	146	
	外来管理加算		×	回		
再	時　間　外		×	回		
診	休　　　日		×	回		
	深　　　夜		×	回		

その月に再診が 2 回だった場合（6 歳以上、診療時間内）、点数の欄に「73」、回数の欄に「2」と書きます。73 点が 2 回なので、月の合計点「146」を書きます。

12	再　　　　診	111	×	2 回	222	
	外来管理加算		×	回		
再	時　間　外		×	回		
診	休　　　日		×	回		
	深　　　夜		×	回		

これは、6 歳未満の子どもで、その月の再診が 2 回だった場合です。乳幼児加算をあわせると 1 回の再診料は 73 点＋ 38 点です。点数の欄に「111」、回数の欄に「2」と書きます。111 点が 2 回なので、月の合計点を「222」と書きます。

> **ちょっと補足**
>
> 　後に出てくる明細書発行体制等加算などでは、摘要欄に加算の内容を記載しなければなりませんが、乳幼児加算では摘要欄への記載は不要です。

12	再　　　　診	73	×	3	回	219
	外来管理加算		×		回	
再	時　　間　　外	65	×	1	回	65
	休　　　　日		×		回	
診	深　　　　夜		×		回	

　診療時間外で再診があった場合には、73点の再診料と加算の点数を足さずに書きます。▶説明1

　たとえば、その月に3回再診があってそのうち1回休診日の診療だった場合、このように、1回の時間外加算の点数は再診料の73点と別に記載します。

4 ― 2022年改定で新設された加算

（1）電子的保健医療情報活用加算

　初診料の加算と同様に、再診でも、オンライン資格確認で診療情報を確認した患者のみ、月1回算定できます。再診料の加算の場合は、4点です。

（2）外来感染対策向上加算

　外来感染対策向上加算の施設基準を満たす診療所では、再診でも、初診料の加算と同じく、再診のつど6点加算を算定できます。

5 ― 再診料につく加算

　初診料にはつかず、再診料につく加算がいくつかあります。

　一般診療所でまず覚えておきたいのは、**①明細書発行体制等加算 ②外来管理加算 ③時間外対応加算** ── の3つです。

説明 1

　乳幼児加算がつくかどうかは、1枚のレセプト内で変化しないので（6歳の誕生月は例外）、1回の再診料は1枚のレセプト内でずっと同じです。ですから、再診1回あたりの点数として、73点と加算の38点を足した点数を記入すればよいのです。

　一方、時間外等加算はその回だけの加算ですね。ですから、時間外等加算の点数は、再診料の73点とは別に記載するのです。

（1）明細書発行体制等加算

- 電子レセプト請求を行なっている診療所である
- 診療報酬の詳細な明細書を、無料で患者に交付する体制がある
- 施設基準を満たしている（診療所である、電子レセプトで請求している、明細書を無料で交付していてその旨を院内掲示している）

これらの条件を満たしていれば、すべての患者で、毎回再診料の加算として1点算定できます。
▶説明2　届出をしていなくても算定できます。

（2）外来管理加算

- 再診で、処置やリハビリ等の点数を算定しなかった▶説明3
- 医師が実際に直接診察を行なった（カルテ記載している）
- 計画的な医学管理を行なった（カルテに記載している）

この条件を満たした再診のときだけ52点算定できます。これも届出は不要です。条件を満たしていれば、月に何回でも算定できます。

（3）時間外対応加算

- 診療所である
- 休日・夜間に患者さんからの問い合わせや受診を受け入れる体制がある
- 届出をしている

これを満たした場合に、すべての患者の再診のたびに算定できます。対応体制の内容によって、1点・3点・5点のいずれかの点数です。この点数が

説明 2

この加算は、「無料で明細書を患者に提供する体制を整えている」ことに対する加算であって、患者個人へ発行したかどうかへの点数ではありません。「明細書は不要」といわれて発行していない患者でも、再診料に加算を算定しますので、尋ねられたらきちんと説明できるようにしましょう。

説明 3

具体的には、次の①～⑧のものと同時に算定できません。
①慢性疼痛疾患管理料（B 001-17）
②処置料（J すべて）
③手術料（K すべて）
④麻酔料（L すべて）
⑤検査料：超音波検査等（D215～217）、脳波検査等（D235～238）、神経・筋検査（D239～242）、耳鼻咽喉科学的検査（D244～254）、眼科学的検査（D255～282）、負荷試験等（D286～291）、ラジオアイソトープを用いた諸検査（D292～294）、内視鏡検査（D295～325）
⑥リハビリテーション料（H すべて）
⑦精神科専門療法料（I すべて）
⑧放射線治療料（M すべて）

G 注射や F 投薬は、外来管理加算算定不可ではありません。初心者がよく間違えるのが点滴です。点滴は G 注射の分類で、処置ではありません。

変わるのは届出を出し直したときだけなので、自分の診療所では何点の加算かをいちど覚えるだけでいいです。

(4) その他の再診料加算

他に、「地域包括診療加算」「認知症地域包括診療加算」があります。外来中心の一般的な診療所で算定されることは少ないので、具体的な算定方法は本書では省略します。

書きかた
(1) 明細書発行体制等加算と時間外対応加算

12	再　　　診	75 ×	1 回	75
再	外来管理加算	×	回	
診	時　間　外	×	回	
	休　　　日	×	回	
	深　　　夜	×	回	

12 明 時外3

明細書発行体制等加算と時間外対応加算を算定する場合は、何の加算であるかを摘要欄に記載する決まりです。

たとえば、明細書発行体制等加算（1点）と時間外対応加算3（1点）をとっている診療所の場合で考えてみましょう。

6歳以上の患者で診療時間内の再診が1回だった場合、73点＋1点＋1点の75点が、再診料＋加算です。加算を含めて再診の点数「75」、回数「1」、月の合計「75」と書きます。そして摘要欄に、再診を示す「12」、加算の内容を 明 時外3 と記載します。▶説明4

説明4
摘要欄への表示が必要なものは、略しかたも決められています。

（2）外来管理加算

12	再　　　診	73	×	3 回	219
再	外来管理加算	52	×	2 回	104
	時　間　外		×	回	
診	休　　　日		×	回	
	深　　　夜		×	回	

　外来管理加算は、該当する再診のときだけ算定します。月3回再診があり、そのうち2回外来管理加算にあたる診療だった場合、上のようなレセプトになります。摘要欄には何も記載しないで構いません。

（3）明細書発行体制等加算と外来管理加算

12	再　　　診	74	×	2 回	148	12 明
再	外来管理加算	52	×	1 回	52	
	時　間　外		×	回		
診	休　　　日		×	回		
	深　　　夜		×	回		

　明細書発行体制等加算ありの診療所で、月2回の再診のうち1回外来管理加算にあたる診療だった場合は、こうなりますね。

再診料

電話再診

再診以後、患者または看護にあたっている者（家族など）から、電話やテレビ画像等で治療上の意見を求められ、必要な指示をしたときに、再診料を算定できます。

電話再診の場合は、外来管理加算や医学管理等（Lesson3 を参照）は算定できません。ただし、医学管理等のうち、診療情報提供料（Ⅰ）は例外があります。

2018 年にオンライン診療が保険診療の枠組みに入ってから、電話再診は「患者等からの求めがあった場合に算定できるもの」と再定義され、「定期的な医学管理を前提として行なわれる場合」は算定できなくなっています。少し前とは電話再診の意味合いが異なっているため、ベテランの方も注意してください。

同日再診

同じ日に 2 回以上の再診がある場合でも、それぞれ再診料を算定できます。1 日に 2 回再診があった場合の実日数が 1 日になることに注意してください。

同日再診でも、要件を満たせば外来管理加算も算定できます。

来院があっても再診料を算定できない場合

以下のような場合は、1 回の診療とはみなされないので、再診料の算定はできません。

- 初診料か再診料を算定された診療の後、検査などの結果だけを聞きに来た場合
- 初診料か再診料を算定された診療の後、薬のみを取りに来た場合

時間外対応加算 1 ～ 3 の施設基準（届出が必要）

診療所だけの加算です。患者からの問い合わせに対し、24 時間対応できる体制がある（時間外対応加算 1）、標榜時間外の数時間は対応できる体制がある（時間外対応加算 2）、複数の診療所の連携で標榜時間外の数時間は対応できる体制がある（時間外対応加算 3）ことが要件です。

初診料、再診料

前回の受診から何日あいたら初診なの？

　保険上は、以前に診療していた傷病が患者の自己都合で受診中断となって1カ月以上経過していれば、以前の傷病の転帰に「中止」と記載し、診療再開後の1回目は初診算定することが可能です。

　ただし実際は、前回の受診から何日経過したら自己都合での「中止」とするかは、診療所方針や担当医の判断によります。日ごろから方針を理解しておき、それでも不明なときはその日の会計までに担当医の先生に確認しましょう。

　そして慢性疾患など明らかに同じ傷病だと考えられる場合は、治療中断で1カ月以上経過していても、初診料の算定はできません。初診で算定するとレセプトは返ってきてしまうので注意してください。

6歳の誕生月の乳幼児加算は？

　誕生日前の受診は乳幼児加算あり、誕生日後の受診は乳幼児加算なしで算定します。月の途中から乳幼児加算を算定しなくなった場合は、その旨を摘要欄に記載することになっています。摘要欄に誕生日がいつかを書いておきましょう。

外来診療料と再診料はどう違うの？

　再診料は、診療所（無床～19床の医療機関）と、200床未満の病院だけの診療報酬です。200床以上の病院では、2回目以降の診察での基本診療料を「外来診療料」という名前で算定します。

Lesson 3

医学管理等を請求する

Lesson 3・01

「医学管理等」（B）を算定するときの決まりごと

共通の約束ごとを知っておこう

第2章第1部　医学管理等

POINT

- ✓ 「医学管理等」は、療養上必要な管理に対する点数。
- ✓ カルテに残す。
- ✓ 電話による指導では算定できない。（診療情報提供料（Ⅰ）は例外あり）
- ✓ 同時に複数算定できるもの、できないものがある。
- ✓ 上限回数や対象疾患がそれぞれの項目で決まっている。

患者への説明

この点数何？　って聞かれたら

　○○さんの□□（病気等）に対して、私たちはかかりつけとして□□の管理を継続してお手伝いしていきます。そのことに対する点数です。

　管理料は、治療の計画を考えてそれに沿って適切な治療が行なえているかを管理するという、多くの場合患者には直接見えない部分への診療報酬です。
　処置や薬に対する診療報酬とは違って、何に対する点数なのか知らない患者が大半です。その患者の診療内容と何に対する診療報酬なのかを理解したうえで、相手に合わせて説明することが必要です。

1 — この点数の意味

患者さんに対して行なった計画的な指導管理や療養指導に対する点数です。

2 — 算定するときの共通の決まりごと

「医学管理等」は、診療報酬点数表で「B」が頭につく項目です。「〜〜管理料」のほかに「〜〜指導料」「〜〜提供料」などの名前もありますが、現場ではこれらをまとめて「管理料」と呼ぶこともあります。

ちょっと補足

それぞれの項目で、対象の疾患が定められています。算定できるのは、その疾患が「主病」である患者だけです。

何に対する点数かをおおざっぱにいうと、「対象になっている疾患をもつ患者に対して、今月も該当の疾患の治療計画を立て、必要な管理を行なった」ことに対する点数です。

診療所にとって重要で、しかも内容が複雑なので、請求漏れ、病名間違いや同時算定不可といった請求ミス、カルテの不備などがないように注意しましょう。

「医学管理等」（B）に共通のポイント

- 対象の疾患が主病
- 患者に療養指導を行なったこと
- 治療計画を立ててそれに基づいた管理を行なったこと
- 電話による療養指導では算定できない（診療情報提供料（Ⅰ）▶ Lesson3・05 は例外あり）

算定の際は、どのような管理を行なったか、要点を**カルテに具体的に記録する**ことが必要です。

3 — 同時に算定できるものとできないもの

Bは000から014までですが、複雑に枝分かれする項番もあり、病院だけが対象のもの、入院患者対象のものも含めて、70項目以上もあります。そのうち、「こ

れを算定する月はこれは算定できない」という、併算定不可があるものが多数あります。

　併算定できるものとできないものを、やみくもに覚える必要はありません。まずは、医学管理料の算定時には「併算定不可のものが多い」ことを思い出すことができ、参考書や点数表などで調べることができれば十分です。慣れてきたら、自院でよく算定する項目だけでも「これは併算定できない項目があったような気がする」ことが思い浮かぶと調べるのも速くなります。よく算定する項目については注意点をまとめて、院内で共有すると、なおいいですね。

　併算定不可項目を覚えるより、そのつど点数表や参考書などを調べる習慣がついている人のほうがミスは少なく、結果的に仕事は速いです。ただ、「医学管理料には併算定不可が多い」ことを知らなければ、点数表を見ることもできません。「ここを調べよう」という注意ポイントに気づけること、めんどうがらずに実際に資料に目を通せるかどうかが、現場では大切です。

4 ── 上限回数や対象疾患

　Bの項目それぞれで、「月2回を上限」「月1回にかぎり」「1患者1回のみ」▶説明1 のような **回数の決まり** や、「○○を主病とする」のように **対象疾患** が定められています。

　これも、まずは「回数や対象の制限がある」ことを知っておいて、資料に目を通すことができるようになりましょう。

> **説明1**
> 「月」は、月初（1日）から末日までで考えます。たとえば「月1回まで」は、3月31日に算定した場合、4月1日から再算定できます。
> 「週」は、日曜日をはじまりとして土曜日までを1週間として考えます。

> **ちょっと補足**
> 電子レセプトでは、併算定不可項目や回数超過があると自動的にエラーになるものが多いです。

5 ― 記載欄

管理料は、ここに記載します。

その月の、医学管理料の
点数の合計を書きます。

摘要欄に、内訳（項目名の略称、
1回の点数、1月の回数）を記入します。

　管理料は診療所にとって重要な診療報酬項目です。一般の内科診療所では、**B000 特定疾患療養管理料**と**B001-3 生活習慣病管理料**はとくに算定する機会が多いです。それ以外では、栄養士がいるなら**B001の9 外来栄養食事指導料**、院内処方の職場なら**B011-3 薬剤情報提供料**は欠かせません。

　それ以外は、診療所では算定することはまれなものが多いので、本書では省略します。

　Lesson3・02 からは、上に挙げた点数の算定ポイントを具体的に紹介します。なお、B 医学管理等の報酬項目ですが、B001 の 13 在宅療養指導料は Lesson4 で、B001 の 2 特定薬剤治療管理料と B001 の 3 悪性腫瘍特異物質治療管理料は、Lesson7 で説明します。

ちょっと
補足

　本書では取り上げませんが、基本に慣れたら次は、書類発行にかかわる点数についても調べておくとよいでしょう（B012 傷病手当金意見書交付料、B013 療養費同意書交付料）。

情報通信機器を用いた医学管理等

医学管理料のうち、以下のものは、情報通信機器を用いて医学管理等を行うことが認められ、対面診療とは別の点数が設定されました。

	情報通信機器を用いた診療	対面診療
B000 特定疾患療養管理料	196 点	225 点
B001 の 1 ウイルス疾患指導料	(1) 209 点 (2) 287 点	(1) 240 点 (2) 330 点
B001 の 5 小児科療養指導料	235 点	270 点
B001 の 6 てんかん指導料	218 点	250 点
B001 の 7 難病外来指導管理料	235 点	270 点
B001 の 8 皮膚科特定疾患指導管理料	(Ⅰ) 218 点 (Ⅱ) 87 点	(Ⅰ) 250 点 (Ⅱ) 100 点
B001 の 18 小児悪性腫瘍患者指導管理料	略	略
B001 の 22 がん性疼痛緩和指導管理料	174 点	200 点
B001 の 23 がん患者指導管理料	略	略
B001 の 24 外来緩和ケア管理料	略	略
B001 の 25 移植後患者指導管理料	略	略
B001 の 27 糖尿病透析予防指導管理料	305 点	350 点
B001 の 31 腎代替療法指導管理料	略	略
B001-2-3 乳幼児育児栄養指導料	130 点	113 点
B001-9 療養・就労両立支援指導料	(初回) 696 点 (2 回目以降) 348 点	(初回) 800 点 (2 回目以降) 400 点
B005-6 がん治療連携計画策定料 2	略	略
B005-6-4 外来がん患者在宅連携指導料	略	略
B005-8 肝炎インターフェロン治療計画料	略	略
B008-2 薬剤総合評価調整管理料	218 点	250 点
C002 在宅時医学総合管理料	略	略
C002- 施設入居時等医学総合管理料	略	略
C101 在宅自己注射指導管理料	(1) 　　　 1,070 点 (2) (イ) 566 点 　　 (ロ) 653 点	(1) 　　　 1,230 点 (2) (イ) 650 点 　　 (ロ) 750 点

本書では具体的な算定方法は省略しますが、

再診料（情報通信機器を用いた場合）73 点
　＋ 医学管理料（情報通信機器を用いた場合）
　＋ その他出来高の点数

のように算定します。

Lesson 3・02

管理料を請求する（1）
特定疾患療養管理料を算定できるようになろう

B000 特定疾患療養管理料1

POINT

- ✓ 要件　　指定されている疾患が主病である。
- ✓ 要件　　管理の内容をカルテに記載してある。
- ✓ 時期/回数　月2回まで。
- ✓ 時期/回数　初診からひと月以内は算定できない。
- ✓ 併算定不可の項目がたくさんある。他の点数に包括される場合もある。

同時に算定できないもの（診療所外来のみ）

- 初診料（初診から1か月）
- B 001の 1　ウイルス疾患指導料
- B 001の 4　小児特定疾患カウンセリング料
- B 001の 5　小児科療養指導料
- B 001の 6　てんかん指導料
- B 001の 7　難病外来指導管理料
- B 001の 8　皮膚科特定疾患指導管理料
- B 001の 12　心臓ペースメーカー指導管理料
- B 001の 17　慢性疼痛疾患管理料
- B 001の 18　小児悪性腫瘍患者指導管理料
- B 001の 21　耳鼻咽喉科特定疾患指導管理料
- B 001の 25　移植後患者指導管理料
- B 001の 27　糖尿病透析予防指導管理料
- B 001-2　小児科外来診療料
- B 001-2-9　地域包括診療料
- B 001-2-10　認知症地域包括診療料
- B 001-2-11　小児かかりつけ診療料
- B 001-3　生活習慣病管理料
- B 005-7　認知症専門診断管理料
- B 005-7-2　認知症療養指導料
- C 002　在宅医学総合管理料
- C 002-2　施設入居時等医学総合管理料
- C 010　在宅患者連携指導料
- C 100～C 120　在宅療養指導管理料
- I 002　通院・在宅精神療法
- I 004　心身医学療法

1 — 何の点数か

B000 特定疾患療養管理料は、指定されている疾患が主病の場合に、その疾患に対して治療計画を立てて、その計画に沿って、診療や生活指導など必要な管理を提供した場合に算定できる点数です。

2 — 算定のポイント

対象	「特掲診療料の施設基準　別表第一」に載っている疾患
回数、点数（診療所の場合）	月2回まで。1回225点
算定要件	治療計画に基づき療養上必要な指導を行なった場合

- ✓ 電話による診療や指導では算定できません。
- ✓ 管理した内容の要約をカルテにしっかり記載しておくことが必要です。
- ✓ 算定回数は月2回まで▶説明1 です。
- ✓ 初診からひと月以内は算定できません。この場合の「ひと月」は、満1カ月経過したかどうか▶説明2 で考えます。

ちょっと補足

特定疾患療養管理料は、診療所だけでなく、200床未満の病院でも算定できる点数です。病院では100床未満で147点、100床〜199床で87点と点数が違います。200床以上の病院では算定できません。

説明1

前述のとおり、この「月2回まで」は、月初（1日）から末日までで2回です。

説明2

たとえば、2月15日が初診なら、3月14日までがひと月以内で、3月15日から算定可の期間になります。

ちょっと補足

対象疾患

特定疾患療養管理料の対象疾患は、おもなものでは糖尿病、高血圧・高脂血症、胃・十二指腸潰瘍、心不全、脳血管疾患などの慢性疾患が該当します。具体的には「特掲診療料の施設基準　別表第一」に32項目が定められています。

3 ― レセプトの書きかた

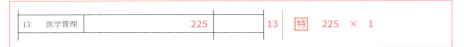

　特定疾患療養管理料を算定する場合は、摘要欄に 特 と書き、点数と回数を記載します。
　また、主病の欄▶説明3 に特定疾患が記載されていることを確認しましょう。

> **説明 3**
> 　主病は原則として1つで、「傷病名」の（1）に記載します（電カルではチェックを入れた病名が主病になります）。

ちょっと補足

特定疾患療養管理料

1月後が休日の場合
　算定可能になる日が休日の場合は、その直前の診療日から算定可能日とみなすことができます。たとえば1月11日が初診だと、2月11日で1カ月経ちますが、この日は祝日です。この場合は2月10日（診療所の通常診療日だったとして）に治療計画に沿った管理を提供していれば、2月10日に管理料を算定できます。

複数の特定疾患がある患者の場合
　たとえば糖尿病と高血圧症のように、対象の疾患を複数有している患者がいても、1回の診療で2回分の管理料を算定できることはありません。自院の科で診るときの主病はひとつですから、どちらかに対する管理料を月2回まで算定します。

ほかの医療機関で管理料が算定されていたら
　この場合は、その月の管理料は算定できません。

看護へあたっている者への指導
　特定疾患療養管理料は、家族等への指導を行なった場合でも算定できます。

Lesson 3 · **03**

管理料を請求する（2）

生活習慣病管理料を算定できるようになろう

B001-3 生活習慣病管理料1、2

POINT

- ✓ 要件　脂質異常症、高血圧症、糖尿病のいずれかが主病。
- ✓ 時期/回数　初診料を算定した月は算定できない。
- ✓ 要件　療養計画書を作成し、それに基づく説明を行ない、患者に同意の署名を受けている。
- ✓ 加算　インスリン製剤を使用していない2型糖尿病患者の場合、年1回点加算を算定できる。

同時に算定できないもの（診療所外来のみ）

- 初診料（初診算定月）
- B000〜B014のうち、下の4つ以外
    B001の20 糖尿病合併症管理料
    B001の22 がん性疼痛緩和指導管理料
    B001の24 外来緩和ケア管理料
    B001の27 糖尿病透析予防指導管理料
- Dすべて（検査）
- Gすべて（注射）
- Nすべて（病理診断）
- （糖尿病が主病の場合）C101 在宅自己注射指導管理料

1 — 何の点数か

　脂質異常症、高血圧症または糖尿病が主病の場合に、生活習慣に関する総合的な療養計画を立てて、その計画書を患者に交付した場合に算定できる点数です。

　以前は投薬の費用が含まれ別に算定できませんでしたが、2022年改定で、投薬にかかる費用は別に算定することになりました。

2 — 算定のポイント

対象	主病が脂質異常症、高血圧症、糖尿病のどれか
回数、点数	・月1回まで。 ・570点（脂質異常症）、620点（高血圧症）、720点（糖尿病）。
算定要件	・少なくともひと月に1回以上の総合的な治療管理を行なっている ・生活習慣に関する療養計画書を患者に交付している

✓ 初診料を算定した月は算定できません。
✓ 主病によって点数が違います。
✓ 糖尿病の場合、C101在宅自己注射指導管理料とは同じ月に算定できません。
✓ 同じ疾患が主病でも、患者によって、生活習慣病管理料を算定するか、出来高で算定するかを選択できます。
✓ 生活習慣病管理料を算定している患者でも、月によって管理料は算定せず出来高とすることもできます。

ちょっと補足

　2022年改定で、「データ提出加算」が新設されました（要届出）。本書では省略しますが、診療報酬の請求状況、診療内容に関するデータを、継続して提出することへの評価です。

3 — レセプトの書きかた

高血圧症の場合

摘要欄に 生高 と書き、点数と回数を記載します。そして当然、傷病欄に高血圧症を主病として記載していないと、返戻や減点の対象になります。

療養計画書

療養計画書は、このような様式です。2020年から追加になった、「歯科の受診状況」があるものを使用してください。

すべて埋める必要はなく、対象の患者の治療管理に必要な項目だけで構いませんが、高血圧の場合は血圧の値を、糖尿病の場合は血糖値とHbA1cの値を、必ず記載しなければなりません。糖尿病では年1回程度眼科受診を指導することも求められます。

計画書の内容に変更がないときは、受診のたびに交付する必要はありません。変更があれば交付すること、変更がない場合は4か月に1回以上の交付が要件です。

Lesson 3・04

管理料を請求する（3）
ニコチン依存症管理料を算定できるようになろう

B001-3-2 ニコチン依存症管理料

POINT

- ✓ 要件 　検査でニコチン依存症と診断され、治療が必要な患者。
- ✓ 要件 　文書での同意がある。
- ✓ 時期/回数 　治療は12週の間に5回行なう。1回ずつ算定する方法と、5回分を初回にまとめて算定する方法との、2種類の算定方法がある。
- ✓ 時期/回数 　1回ずつの算定では、初回と、2～4回目と、5回目とで点数が違う。
- ✓ 毎回、初回算定日を摘要欄に記載する。

1 — 何の点数か

　ニコチン依存症と診断され治療の必要性を認めた患者に、治療について説明したうえで文書による同意を得て、総合的な指導・治療管理を行ない、その内容を文書で提供したことに対する点数です。

　ニコチン依存症の治療は、「12週で5回」と、期間と回数が決まっています。算

定の方法は1回ずつの算定と、5回まとめての算定の2種類あり、どちらの方法で算定するか選択できます。

ニコチン依存症管理料の算定方法（対面の場合）

		初回	2回目	3回目	4回目	5回目
1回ずつ請求	再診料	○	○	○	○	○
	ニコチン依存症管理料	230点	184点	184点	184点	180点
5回まとめて請求	再診料	○	○	○	○	○
	ニコチン依存症管理料	800点	×	×	×	×

情報通信機器を用いた場合

　ニコチン依存症管理料は、全5回の指導管理のうち2～4回目は情報通信機器を用いた指導管理も認められます。他の医学管理等の、情報通信機器を用いた場合とは算定のしかたが違います。点数は1回155点で、情報通信機器を用いた場合は再診料は算定できません。

ニコチン依存症管理料の算定方法（2～4回目指導に情報通信機器を用いた場合）

		初回 （対面）	2回目 （情報通信機器）	3回目 （情報通信機器）	4回目 （情報通信機器）	5回目 （対面）
1回ずつ請求	再診料	○	×	×	×	○
	ニコチン依存症管理料	230点	155点	155点	155点	180点
5回まとめて請求	再診料	○	×	×	×	○
	ニコチン依存症管理料	800点	×	×	×	×

　具体的な算定については本書では省略します。

2 ― 算定のポイント

対象	以下の要件をすべて満たす患者（加熱式タバコ喫煙者も対象内）。 • 禁煙を希望している。 • スクリーニング検査でニコチン依存症と診断された。 • 医師が治療の必要性を認めた。 • 過去にもニコチン依存症管理料を算定している患者の場合、前回の初回算定日から1年以上経過している。
点数、回数	1回ずつ算定 • 初回は230点、2～4回目は184点、5回目は180点。 • 算定回数は5回限り（5回は12週の間で、各回おおよその日程が決まっている）。 5回分を初回に算定 • 初回の治療日に800点。 • 算定回数は1回限り。 • 治療中断になっても返金の必要はない。治療中断の理由をレセプトに記載する。
算定要件	• 治療について患者に説明し、文書で同意を得た。 • 禁煙に関する総合的な指導・治療管理を行ない、その内容を文書で情報提供した。

✓ 患者が算定対象の要件を満たすことが、カルテに書かれていなければなりません（スクリーニング検査の結果、医師の判断など）。

✓ 5回のおおよその日程が決められています。初回の算定日から2週目に2回目、4週目に3回目、8週目に4回目、12週目に最終回です。レセプトに記載の診療日に矛盾があると審査の対象になります。

✓ 算定する月は毎回、レセプトの摘要欄に初回算定日を記載します。

ちょっと補足

治療実績が基準に満たない場合に減算（各点数の70％）で算定する決まりがありますが、減算での算定はまれですので、本書では省略します。

- ✓ 他の管理料と同様に、治療管理の要点がカルテに記載されていなければなりません。
- ✓ ニコチン依存症管理料算定にあたっては、治療開始時の同意文書、指導・治療管理の内容を患者に文書で提供することが必要です。
- ✓ 過去に禁煙治療を行なって指導料を算定した患者の場合、再び禁煙治療を行なっても、以前の初回算定日から1年間はニコチン依存症管理料を算定できません。
- ✓ 施設基準の届出が必要です（禁煙治療経験がある医師および専任の看護師の配置）。

3 ― レセプトの書きかた

ニコチン依存症管理料の略称は ニコ です。摘要欄に、略称と1回の点数・回数、初回算定した月日を記載します。

情報通信機器を用いた場合

2022年度の診療報酬改定で、ニコチン依存症管理料に、禁煙治療補助システム指導管理加算と禁煙治療補助システム加算が新設されました。これらは、承認された治療用アプリを使用して指導管理を行なったときの加算ですが、本書では省略します。

Lesson 3・05

管理料を請求する（4）
診療情報提供料（Ⅰ）を算定できるようになろう

B009 診療情報提供料（Ⅰ）

POINT

- ✓ 要件 　患者の同意を得て、別の機関に情報提供した。
- ✓ 要件 　診療状況を示す文書を添えた。
- ✓ 時期/回数 紹介先ごとに月1回。
- ✓ 紹介先名を記載するとよい。

1 — 何の点数か

　別の医療機関に患者を紹介する際など、診療情報を提供したときに条件を満たしていると算定できる点数です。

　対象になる情報提供先は、医療機関（病院や診療所、歯科、薬局など）だけでなく、市町村、保健福祉サービス事業者、介護老人保険施設、介護医療院、保育所または学校（大学を除く）の学校医等も該当します。学校医等への情報提供は、以前は医療的ケアが必要な子どもだけが対象でしたが、2022年改定で、アナフィラキシーの既往がある、または食物アレルギーの子どもも対象になりました。

　どの連携先でも、最初に紹介したときだけではなく、文書での情報提供があれば、ひとりの患者・ひとつの連携先で、月1回まで算定することができます。

2 ― 算定のポイント

情報提供の対象	・別の保険医療機関（病院、診療所、歯科） ・保険薬局 ・市町村 ・保育所、幼稚園、学校（大学を除く）の学校医等 ・保健福祉サービス事業者 ・障害福祉サービス事業者 ・介護老人施設 ・介護医療院
点数、回数	・1回 250 点。 ・ひとりの患者・ひとつの連携先で月1回。
算定要件	・別の機関に情報を提供する旨を患者に説明し、同意を得た ・診療状況を示す文書を添えて紹介を行なった

✓ レセプト摘要欄に、算定日を必ず記載します。
✓ 他の保険医療機関（病院や診療所）への紹介の場合は、その医療機関で診療が必要と判断された根拠がカルテに記録されていなければなりません。
✓ 文書で情報提供した場合だけ算定できます。相手先に交付した文書のコピーをカルテに添付します。
✓ 文書は、患者本人へ渡した場合でも、紹介先へ交付した場合でも算定できます。
✓ 紹介先ごと（1機関ごと）に月1回算定できます。ひとりの患者の情報を、別々の機関に紹介した場合は、2回算定できます。
✓ 「〇〇病院の整形外科と〇〇病院の眼科」など、ひとつの病院の複数の科に紹介したときは、紹介状は複数枚つくりますが、紹介先はひとつと数え、算定できるのは1回分 250 点だけです。

ちょっと補足

情報提供先が複数あるときは、それぞれ違う機関へ情報提供したことがわかるように、レセプト摘要欄に紹介先の名前を必ず記載しましょう。
　これがよく漏れてしまいがちなので、月の紹介先が2つになってから紹介先の名前を書くのではなく、診療情報提供料を算定する場合は毎回、紹介先の名前を書いておくことがおすすめです。

✓ 情報提供先が同一法人、開設者や代表者が同一、親族関係といった「特別の関係にある機関」の場合は、診療情報提供料（Ⅰ）は算定できません。

3 ― レセプトの書きかた

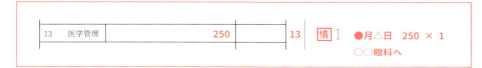

略称は 情 Ⅰ です。摘要欄に、略称、点数、回数を記載します。また、算定日の記載が必須です。

そして、紹介先が医療機関以外の場合は、ひとつの場合でも紹介先の記載が必須です。紹介先が医療機関のときも複数になると紹介先それぞれの記載が必要になるので、診療情報提供料（Ⅰ）を算定するときは、どんなケースでも紹介先を書いておくことをお勧めします。

電話再診で算定できる場合

電話再診では、「医学管理等」は算定できないのが大原則です。しかし、急変等で電話の相談があったとき、診療所では時間外等で対応ができず、救急病院等への受診を指示する場合があります。そのような場合は例外的に、診療情報提供料（Ⅰ）の算定が認められます。

具体的には、以下を満たす場合が該当します。

- 急病などで患者または看護にあたっている者から連絡を受け、治療上の必要性から救急病院等（地域医療支援病院／救急病院・診療所／病院群輪番制病院・診療所）の受診を指示した
- 受診の指示をした当日のうちに、受診先の救急病院等に必要な診療情報を文書等で提供した

Lesson 3・06

紹介元への情報フィードバックで算定できる点数

連携強化診療情報提供料

B011 連携強化診療情報提供料

POINT

- ✓ 要件 在支診等の施設基準届出がある医療機関から紹介された患者の診療状況を、紹介元の医療機関にフィードバックした。
- ✓ 時期/回数 月1回。
- ✓ 要件 紹介元・当院のいずれも、産科・産婦人科標榜で施設基準を満たす場合は、月に1回。それ以外は3か月に1回。

1 ─ 何の点数か

当院が主治医として診ている患者を他の医療機関に紹介するときは、Lesson3・05の診療情報提供料（Ⅰ）を算定できるのでしたね。

一方、かかりつけ医から紹介された患者を当院で診療し、その状況を紹介元にフィードバックしたときに算定できる点数が、連携強化診療情報提供料です。

ただし、紹介元が、24時間対応のかかりつけ機能を

ちょっと補足

在支診とは、「在宅療養支援診療所」の略です。一定の基準を満たして届出をした場合に、在支診でない診療所よりも、高い点数を算定できる施設基準です。

有する施設基準（在支診など）の届出をしている医療機関の場合だけが対象です。

　例外が、妊娠中の患者を紹介された場合は、当院・紹介元とも在支診等の届出がなくても、当院が紹介元へ診療情報をフィードバックすることで、連携強化診療情報提供料を算定できます。ただしこの場合は3か月に1回が上限です（紹介元・当院が、どちらも産科・産婦人科標榜で施設基準を満たす場合は、月に1回算定できます）。

ちょっと補足

当院が在支診などの届出をしている場合は、紹介元が在支診でなくても算定の対象ですが、本書では省略します。

2 ― 算定のポイント

算定の要件（どれかを満たす）	• ①以下のどれかを届け出ている医療機関から患者を紹介され、その患者の診療状況を示す文書を、紹介元の医療機関に提供した 地域包括診療加算／地域包括診療料／小児かかりつけ診療料／在宅時医学総合管理料（在宅療養支援診療所または在宅療養支援病院に限る）／施設入居時等医学総合管理料（在宅療養支援診療所または在宅療養支援病院に限る） • ②妊娠中の患者を紹介され、その患者の診療状況を示す文書を、紹介元に提供した • ③（当院が産科・産婦人科標榜で施設基準を満たす場合）産科・産婦人科を標榜する他の医療機関から妊娠中の患者を紹介され、その患者の診療状況を示す文書を、紹介元の医療機関に提供した
点数、回数	• ① 1 回 150 点、1 か月に 1 回。 • ② 1 回 150 点、3 か月に 1 回。 • ③ 1 回 150 点、1 か月に 1 回。

✓ 同一の医療機関へ紹介して診療情報提供料（I）を算定した月は、別に算定することはできません。

Lesson 3· **07**

参考

管理栄養士がいる職場なら よく算定する管理料

外来栄養食事指導料を算定できるようになろう

B001 の 9 外来栄養食事指導料／ B001 の 11 集団栄養食事指導料

3

医学管理等を請求する

POINT

- ✓ 要件 　**管理栄養士が栄養指導を行なった。**
- ✓ 要件 　**指導を提供した患者が、特別食が必要などの 条件に当てはまる。**
- ✓ 要件 　**電話や ICT 機器での指導でも算定できる。**
- ✓ 時期/回数 **はじめの月だけ月 2 回まで、翌月から月 1 回。**
- ✓ 時期/回数 **初回だけ点数が違う。**

1 ― 何の点数か

　患者の状態をふまえて医師が指示を出し、それに基づいて管理栄養士が患者に合わせて食事計画案を示し、栄養指導を行なうことに対する点数です。

　管理栄養士がいるところではよく算定する点数です。ご自身の職場が該当すれば、算定できるようになっておきましょう。栄養指導を電話や ICT 機器で行なっても、点数は低くなりますが算定できます。

　自院で雇用している管理栄養士ではなく、他の医療機関や地域の栄養ケアステーションと契約し、そこに所属している管理栄養士が当院の患者に指導を行なった場合にも、当院で外来食事栄養指導料を算定できます。そして 2022 年改定では、このような自院以外の管理栄養士による指導の場合でも、電話や ICT 機器による指導で算定できるようになりました。

2 ― 算定のポイント

対象	以下のどれかに当てはまる患者に対して、管理栄養士による栄養指導を行なった場合に算定できる ・ 特別食（次ページ補足参照）が必要な患者 ・ がん患者 ・ 食べること・飲み込むことがうまくできない患者 ・ 栄養状態が悪い患者
点数、回数	基本は月に 1 回、初回の月だけ月に 2 回まで算定できる。
	外来栄養食事指導料 1（自院の管理栄養士）	・ 対面の場合、初回は 260 点、2 回目以降は 1 回 200 点。 ・ 電話または ICT 機器による指導の場合、初回は 235 点、2 回目以降は 1 回 180 点。
	外来栄養食事指導料 2（外部の管理栄養士）	・ 対面の場合、初回は 250 点、2 回目以降は 190 点。 ・ 電話または ICT 機器による指導の場合、初回は 225 点、2 回目以降は 1 回 170 点。
算定要件	・ 初回の指導はおおむね 30 分以上、2 回目以降はおおむね 20 分以上。 ・ 食事計画案を必要に応じて患者へ渡す。毎回渡さなくてもよいが、初回の指導時や、食事計画に変更があったときには必ず渡す。

3 ― レセプトの書きかた

摘要欄に 外栄 と書き、点数と回数を記載します。

ちょっと補足

集団栄養食事指導料

集団指導をしたときの点数

外来栄養食事指導料ほど多く算定されるものではありませんが、B001の11「集団栄養食事指導料」も、管理栄養士が食事指導を行なったに対する点数です。

対象は、特別食が必要な複数の患者に、1回15人以下、40分より長い時間で集団指導をした場合です。患者ひとりで月に1回、80点算定できます。

集団栄養食事指導は、電話による指導は認められません。

特別食

算定できる対象の特別食は下のように決められています（はじめから覚える必要はありません）。

外来栄養食事指導料の特別食	集団栄養指導料の特別食
・腎臓食 ・肝臓食 ・糖尿食 ・胃潰瘍食 ・貧血食 ・膵臓食 ・脂質異常症食 ・痛風食 ・てんかん食 ・フェニールケトン尿症食 ・楓糖尿症食 ・ホモシスチン尿症食 ・尿素サイクル異常症食 ・メチルマロン酸血症食 ・プロピオン酸血症食 ・極長鎖アシル-CoA脱水素酵素欠損症食 ・糖原病食 ・ガラクトース血症食 ・治療乳 ・無菌食 ・小児食物アレルギー食 ・特別な場合の検査食（単なる流動食および軟食を除く）	・腎臓食 ・肝臓食 ・糖尿食 ・胃潰瘍食 ・貧血食 ・膵臓食 ・脂質異常症食 ・痛風食 ・てんかん食 ・フェニールケトン尿症食 ・楓糖尿症食 ・ホモシスチン尿症食 ・尿素サイクル異常症食 ・メチルマロン酸血症食 ・プロピオン酸血症食 ・極長鎖アシル-CoA脱水素酵素欠損症食 ・糖原病食 ・ガラクトース血症食 ・治療乳 ・無菌食 ・特別な場合の検査食（単なる流動食および軟食を除く）

小児食物アレルギー食だけが集団栄養指導料の対象外であることが、B001の9とB001の11での特別食の違いです。

Lesson 3 · **08**

院内処方なら よく算定する管理料

薬剤情報提供料を算定できるようになろう

B011-3 薬剤情報提供料

POINT

- ✓ 要件 　院内処方した薬剤の情報を、患者に文書で提供した。
- ✓ 要件 　提供する文書に、1回の処方のすべての薬剤についての情報を書く。
- ✓ 時期/回数 　月1回が基本で、処方変更があればそのつど算定できる。
- ✓ 加算 　お薬手帳に記載したら加算がある。

1 ― 何の点数か

　外来患者に対して、処方した薬剤の情報を文書で提供した場合に算定できる点数です。院外処方であれば算定しない点数ですが、院内処方の場合には必須です。ご自身の職場が該当すれば、算定できるようになっておきましょう。

2 — 算定のポイント

対象	外来患者
点数、回数	・処方変更があったときに算定。処方変更がないときは月1回算定。 ・1回 10点
算定要件	・処方した薬剤の名称（一般名または商品名）、用法、要領、効能、効果、副作用、相互作用について、おもな情報を文書で提供する。 ・情報提供は1回に処方したすべての薬について必要。 ・薬袋へ記載した場合も算定できる。
加算	患者の希望があり、お薬手帳に薬剤の名称を記載し、文書で薬剤情報を提供した場合は3点加算できる。

✓ 薬の種類の変更、剤型の変更、量の変更、投与目的（効果効能）の変更、薬の追加は「処方変更があった」とみなします。

✓ 処方日数の変更だけの場合は「処方変更」とはみなしません。

✓ 手帳に記載しなかった場合は（患者が手帳持参を忘れたのでシールを交付したなど）、加算は算定できません。

3 — レセプトの書きかた

薬剤情報提供料は 薬情 、手帳への加算は 手帳 です。摘要欄に内訳（点数と回数）を記載し、合計を点数欄に記載します。

Lesson4

在宅の療養指導管理料
を請求する

Lesson 4・01

「在宅医療」(C)を算定するときの決まりごと

外来で算定する点数(在宅療養指導管理料)を知ろう

第2章第2部第2節 在宅療養指導管理料(C100〜C119)

POINT

- ✓ 「在宅医療」(C)の算定項目には、2つのタイプがある。
- ✓ 「在宅療養指導管理料」は月1回、1つだけが基本。
- ✓ 同じ月に算定できない医学管理料がある。

1 ─ 「在宅療養指導管理料」の意味

医師が患者宅に訪れて診療する在宅医療とは違い、**患者の自己療養を指導・管理し、必要な医療材料を支給**する▶説明1 ことに対する点数です。

> 説明 1
> 「必要な医療材料の支給」は、薬局への指示による提供でも可能です。

患者への説明　　　この点数何？ って聞かれたら

○○さんがご自宅で□□する(注射や導尿などの自己療養)方法を計画して、説明したり相談にのったりすることの点数です。

2 ─ 「在宅医療」(C)はタイプが2つある

1. 在宅患者診療・指導料と、在宅療養指導管理料

「在宅医療」(C)の点数表にある項目は、次の2つのタイプに分かれます。

- 在宅患者診療・指導料（通院できない状態の患者のために、医師が患者宅に出向いて診察する）
- 在宅療養指導管理料（患者が自己療養する方法を指導・管理する）

Lesson4では、在宅療養指導管理料について説明します。在宅患者診療・指導料については本書では省略します。

2. 算定のしかた

在宅療養指導管理料は、各区分の点数を合計した費用で算定します。

在宅療養指導管理料（C100～C121）
　　　＋
在宅療養指導管理材料加算（C150～175）
　　　＋
薬剤料（C200）
　　　＋
特定保険材料（C300）

3 ― 注意点

- ✓ 在宅療養指導管理料を算定するときは、その指導管理が必要であり適切だと医師が判断した根拠等をカルテに記載しなければなりません。
- ✓ 在宅療養指導管理料を算定する患者のカルテには、それを算定することを明記したうえで、患者への指導内容の要点を記載します。
- ✓ 算定できるのは月に1回が基本です（例外もあります）。月に2回以上の指導管理を行なった月は、初回の日付で算定します。
- ✓ 同一の医療機関では、同じ患者に複数種類の在宅指導管理を行なった場合も、算定できるのは月にどれかひとつだけです。つまり、C100～C121は同時に算定できません。
- ✓ 上のように、在宅指導管理を行なったが指導管理料は算定できない場合も、その際に使用した材料と薬剤については、在宅療養指導管理材料加算、特定保健医療材料料、薬剤料を算定できます。
- ✓ どこかの医療機関で在宅療養指導管理料を算定していたら、その月に、同じ疾患に対する同じ在宅療養指導管理料を別の医療機関が算定することができません。

ちょっと補足

ただし、Lesson4・02の在宅自己注射指導管理料は、複数の医療機関でそれぞれ別の疾患に対する自己注射を指導管理している場合は、どちらの医療機関でも在宅自己注射指導管理料を算定できます。

✓ 家族など患者の看護をする人に対して指導した場合も算定できますが、患者本人が来院していて家族だけに指導した場合は算定できません。

4 ― 記載欄

在宅医療の点数は、ここに記載します。

「その他」の欄に、算定する点数の略称を記入します。
加算があるときは、加算の略称も記入します。

算定する点数を、加算分も合算して記入します。

薬剤料を算定する場合はここに記入します。

摘要欄に、算定項目別に決まっている必要事項と、点数の内訳を記入します。

5 ─ 同時に算定できないもの

C100 〜 C121 と、下記のものは同じ月に算定できません。

• B000　特定疾患療養管理料	• B001 の 17　慢性疼痛疾患管理料
• B001 の 1　ウイルス疾患指導料	• B001 の 18　小児悪性腫瘍患者指導管理料
• B001 の 4　小児特定疾患カウンセリング料	• B001 の 21　耳鼻咽喉科特定疾患指導管理料
• B001 の 5　小児科療養指導料	• B001 の 25　移植後患者指導管理料
• B001 の 6　てんかん指導料	• B001 の 27　糖尿病透析予防指導管理料
• B001 の 7　難病外来指導管理料	• I002　通院・在宅精神療法
• B001 の 8　皮膚科特定疾患指導管理料	• I004　心身医学療法
• B001 の 12　心臓ペースメーカー指導管理料	

また前述のとおり、C100 〜 C121 のうち複数を同じ月に算定することはできません。

Lesson 4・**02**

在宅自己注射指導管理料
在宅自己注射の管理料と加算の算定方法を知ろう

C101 在宅自己注射指導管理料、C150 血糖自己測定器加算、C153 注入器用注射針加算

POINT

- ✓ 要件　対象の薬での自己注射を指導した。
- ✓ 要件　算定の根拠と指導内容をカルテに記載、または患者に交付した文書の写しを添付してある。
- ✓ 時期/回数　月1回。
- ✓ 併算定不可の項目がある。
- ✓ 加算　導入初期の加算がある。
- ✓ 加算　材料加算できる場合もある。

1 ― 何の点数か

1. 回数、点数

対象の薬を自己注射している患者に対して、自己注射に関する指導管理を行なった場合に、算定できます。自己注射が月27回以下の場合は月に650点、28回以上は月750点です。算定できるのは月1回です。

ちょっと補足

通常は650点か750点ですが、間歇注入シリンジポンプを用いる患者の場合は、条件を満たせば1,230点算定できます。「医科診療報酬点数表に関する事項」のC101(7)で説明されています。

2. 算定の対象

この点数は算定できる薬が決まっています。たとえば、インスリン（糖尿病の薬）やアドレナリン（アレルギー発作のときの薬）が算定する機会が多いと思います。

自院でよく算定する薬だけは覚えておくとよいですが、対象の薬をすべて覚える必要はありません。**在宅で自己注射をする患者であれば、資料にあたって、算定の対象かどうかを調べる**ようにしましょう。

ちょっと補足

対象の薬は、「特掲診療料の施設基準」別表第九に挙げられています。

3. 導入初期加算

初回に指導した月から3月以内は580点を加算します（導入初期加算といいます）。導入初期加算は最大3回算定できます。

また、処方の内容に変更があった場合も、導入初期加算（580点）を1回算定できます。ただし、過去1年以内に使用した薬では算定できません。同じ薬の種類でメーカーが変わっただけの場合も算定できません。

さらに、バイオ後続品を処方したときの初回から3月は、月1回、150点の加算もあります（バイオ後続品導入初期加算といいます。）

ちょっと補足

バイオ後続品

薬のうち、バイオ医薬品という分類があり、バイオ医薬品の後発医薬品がバイオ後続品（バイオシミラーともいいます）です。

糖尿病治療薬のランタス（インスリングラルギン）、骨粗鬆症のフォルテオ（テリパラチド）、貧血のネスプ（ダルベポエチン）など、クリニックでも使われるバイオ医薬品もあります。

4．算定のポイント

- ✓ 在宅自己注射指導管理料は、導入前に2回以上の教育期間をとっていなければ算定できません。初回の算定のときは、算定日の前に教育のための診療日が確保されているか、診療実日数も確認してください。
- ✓ 導入前の指導内容を詳細に記載した文書を交付することも必要です。
- ✓ 指導内容をカルテに記載、または患者に交付した文書を添付します。
- ✓ 他の管理料と同様に、その月に別の医療機関で在宅自己注射指導管理料を算定していると、当院で指導管理を行なったとしても、その疾患での算定はできません。
- ✓ 月の途中で急に入院になったなど、医師が当初指示した回数どおり自己注射ができなかった場合は、実施回数でなく、医師の指示回数の点数で算定します。
- ✓ 在宅自己注射指導管理料を算定する月は、原則は、注射の費用（手技料、薬剤料、材料代）は別に算定できません。例外的に、緊急時では手技料を算定できる場合もあります。
- ✓ B001-2-12外来腫瘍化学療法診療料、注射実施料の外来化学療法加算とは、併算定できません。

ちょっと補足

基本的には、ある医療機関で算定された点数をほかの医療機関では算定できませんが、たとえば、Aクリニックで糖尿病に対する自己注射、B医院で乾癬に対する自己注射を指導管理されている場合は、AクリニックでもB医院でも、在宅自己注射指導管理料を算定できます。

2 ― 血糖自己測定器加算

在宅自己注射を行なっている患者のうち、血糖自己測定をして、その結果をもとに医師が指導管理することに対する点数です。血糖自己測定の指示回数によって点数が設定されています。

1	月 20 回以上測定	350 点
2	月 30 回以上測定	465 点
3	月 40 回以上測定	580 点
4	月 60 回以上測定	830 点
5	月 90 回以上測定	1,170 点
6	月 120 回以上測定	1,490 点
7	間歇スキャン式持続血糖測定器	1,250 点

ちょっと補足

1～4 は在宅自己注射を 1 日 1 回以上している患者は多くが該当します（小児または妊娠中の患者は 1 日 1 回以上の条件もなし）。5 と 6 は、1 型糖尿病患者／膵全摘後患者／12 歳未満の小児患者／妊娠中の患者に限られます。細かい点は点数表 C150 を確認してください。

血糖自己測定器加算を算定するときのポイント
- ✓ レセプトの摘要欄に、医師が指示した自己測定回数を記載することが必須です（コメントコードで入力します）。
- ✓ 医師の指示どおりの自己測定が実施できなかった場合は、実際に測定した回数ではなく、医師の指示回数の点数で算定します。

ちょっと補足

間歇スキャン式持続血糖測定器

インスリン自己注射を 1 日 1 回以上行なっている患者で「FreeStyle リブレ」での血糖測定の指示が出た場合に、1,250 点の「間歇スキャン式持続血糖測定器によるもの」（3 月に 3 回まで）で算定します。自己測定の回数は関係なく、一定の点数です。

なお、トルリシティなどの GLP-1 作動薬を注射されている方だと、週 1 回の自己注射では「FreeStyle リブレ」で血糖測定していても「間歇スキャン式持続血糖測定器によるもの」は算定できません。ですが週 1 回注射でも、自己測定の回数に応じて、血糖自己測定器加算の 1～4 は算定できます。

- ✓ 1型糖尿病患者に対しての算定では「1型糖尿病患者である」ことを、摘要欄に明記することが必須です。（電カルやレセコンでは、コメントがコード設定されています。手入力してはいけません。）
- ✓ 血糖自己測定の記録を患者に持参してもらい、それをカルテに添付しておきます。記録が保管できていないために返戻や減点となるケースがよくあります。もし患者が記録を怠ってしまうと血糖自己測定器加算を算定できませんので、説明と確認がとても重要です。
- ✓ 指導内容をカルテへ記載することも、算定上重要です（交付した文書の写しを添付でもよい）。▷測定方法の指導について ▷自己測定の回数の根拠 ▷自己測定記録に基づいて指導を行なったことがわかる指導内容 ── が必要です。

3 ── 注入器加算、注射針加算など

院内処方の場合、注入器を支給した場合にはその月に C151 注入器加算を算定できます。注射針が処方された場合は C153 注射器用注射針加算です。

現在主流の一体型針つきキット製剤を処方している場合は、C151 も C153 も算定できません。一体型キット製剤の針無しタイプで、針を支給した場合は C153 を算定できます。

この他にも、在宅自己注射指導管理料につく加算には、D152 間歇注入シリンジポンプ加算、D152-2 持続血糖測定器加算がありますが、本書では省略します。

ちょっと補足

注入器とは、カートリッジ交換をするタイプを指します。使い捨て注射器も該当します。一体型のキット製剤は該当しません。

また、注入器加算も針加算も、医療機関で算定できるのは院内処方した場合だけです。

4 ― レセプトの書きかた

　少し点数がややこしくなりましたので、おさらいしましょう。一般の診療所で算定されることが多い点数を表にまとめました。

在宅自己注射指導管理料（1 以外の場合）	月 27 回以下	650 点
	月 28 回以上	750 点

＋

血糖自己測定器加算	月 20 回以上測定	350 点
	月 30 回以上測定	465 点
	月 40 回以上測定	580 点
	月 60 回以上測定	830 点

＋

〈院内処方の場合〉

注入器加算	300 点
注入器用注射針加算	130 点
	200 点（1 型糖尿病）

レセプトへは次のように書きます。

1．加算なしの場合

「14 在宅」の「その他」欄または摘要欄に、在宅自己注射指導管理料の 注 を書きます。

点数を記載するスペースに算定点数の合計を書き、摘要欄にその内訳を「点数×回数」の形で書きます。

在宅自己注射に用いる薬剤が院内処方の場合は、薬剤の総点数、所定単位あたりの薬剤名と支給日数を摘要欄に記載します。

2．血糖自己測定器加算も算定する場合

在宅自己注射指導管理料の 注 、血糖自己測定器加算の 注糖 を書きます。そして、それぞれの区分と内訳「点数×回数」を摘要欄に記載します。

また、血糖自己測定器加算を算定するときは、摘要欄に血糖自己測定の回数を記載します。

Lesson 4・03

在宅酸素療法指導管理料
在宅酸素の管理料と加算の算定方法を知ろう

C103 在宅酸素療法指導管理料、C157 酸素ボンベ加算、C158 酸素濃縮装置加算

POINT

- ✓ [要件] 在宅酸素療法の指導管理を行なった。
- ✓ [要件] 算定の根拠、指導内容をカルテに記載してある。
- ✓ [時期/回数] 月1回。
- ✓ 併算定不可の項目がある。検査料も含まれている。
- ✓ [加算] 遠隔モニタリング加算が認められている。
- ✓ [加算] 材料加算できる場合もある。

1 ― 何の点数か

1. 回数、点数

在宅酸素療法▶説明1 を行なっている患者に対して、指導管理を行なった場合に月1回、2,400点算定できます。

2. 遠隔モニタリング加算

2018年の改定で、在宅酸素療法指導料2,400点を算定している患者について、遠隔モニタリング加算が新設されました。これもA003オンライン診療料と同様に本

ちょっと補足

在宅酸素療法の対象となるのは、高度慢性呼吸不全の患者など、酸素療法が必要な状態の場合です。
在宅酸素療法指導料には、チアノーゼ型先天性心疾患（520点）もありますが、本書では省略します。

書では省略します。

3. 注意点

✓ **酸素飽和度を月1回程度測定し、その結果について**
レセプト摘要欄に記載します。この検査料は管理料
に含まれているので、別に算定できません。

✓ 慢性心不全のために在宅酸素を行なっている患者の
場合は、初回に算定する月に、検査（終夜睡眠ポリグ
ラフィ）の実施日と検査結果をレセプト摘要欄に記載
します。

✓ 酸素投与方法、緊急時連絡方法について、装置に掲示されていなければなりま
せん。

> **説明**
>
> 在宅酸素療法は、HOT
> （home oxygen therapy の
> 略）とも呼ばれます。（「エ
> イチオーティー」ではなく
> 「ホット」とよみます。）
>
> 職場では「HOT」も「在
> 宅酸素」もよく使われる言
> 葉なので、同じ意味だと
> 知っておきましょう。

2 — 材料加算

1. 酸素ボンベ加算

酸素ボンベを使用した場合に、880点（携帯用）または3,950点（携帯用以外）算
定できます。ただし、3月に3回に限ります。

携帯用ボンベの880点は、通院等に実際に携帯用小型ボンベを使用した場合に
算定できます。携帯用と携帯用以外のどちらも使用した場合は、880点と3,950点
をあわせて算定できます。

2. 酸素濃縮装置加算

酸素濃縮装置を使用した場合に4,000点算定できます。これも3月に3回に限
ります。

携帯用の酸素ボンベ加算（880点）とあわせて算定できます。携帯でない酸素ボ
ンベ加算の3,950点を算定した場合は酸素濃縮装置加算を算定できません。

3 ― 書きかた

1．在宅酸素療養指導料に、酸素ボンベ加算（携帯用以外）と酸素ボンベ加算（携帯用）と C171 在宅酸素療法材料加算の 100 点をあわせて算定する場合

「14 在宅」の「その他」欄または摘要欄に、在宅酸素療養指導料の 酸 、酸素ボンベ加算（携帯用以外）の ボ 、酸素ボンベ加算（携帯用）の ボ携 と、在宅酸素療法材料加算の 酸材 を書きます。点数を記載するスペースに算定点数の合計を書き、摘要欄にその内訳を「点数×回数」の形で書きます。

在宅酸素療法指導料の算定時は酸素飽和度の記載が必要なので、摘要欄に検査結果を記載します。

2．在宅酸素療養指導料に、C157 酸素ボンベ加算（携帯用）と酸素濃縮装置加算をあわせて算定する場合

この場合も上と同様です。酸素濃縮装置加算の略称は 濃 です。

その他の医療材料加算

酸素療法指導指導管理料の材料加算は、ここで紹介したもの以外にも液化窒素装置加算（設置型で 3,970 点、携帯型で 880 点）、呼吸同調式デマンドバルブ加算（291 点）があります。それぞれ、点数表の C159 と C159-2 です。

Lesson 4・**04**

在宅持続陽圧呼吸療法指導管理料

CPAPの管理料と加算の算定方法を知ろう

C107-2 在宅持続陽圧呼吸療法指導管理料、C165 在宅持続陽圧呼吸療法用治療器加算

POINT

- ✓ 要件 　在宅持続陽圧呼吸療法の指導管理を行なった。
- ✓ 要件 　算定の根拠、指導内容をカルテに記載してある。
- ✓ 時期/回数 月1回。
- ✓ 併算定不可の項目がある。検査料も含まれている。
- ✓ 遠隔モニタリング管理料が認められている。
- ✓ 加算 　材料加算できる場合もある。

1 ─ 何の点数か

1. 回数、点数

在宅でCPAP ▶説明1 ▶p.126 を行なっている患者に対して、指導管理を行なった場合に月1回、250点算定できます。点数の名称は「在宅持続陽圧呼吸療法指導管理料2」といいます。

2. 遠隔モニタリングでの管理料

2018年の改定で、CPAP患者に遠隔モニタリングを

ちょっと補足

「在宅持続陽圧呼吸療法指導管理料1」は、重症の慢性心不全の患者、またはCPAP療法では無呼吸症候群が改善せずASV療法を実施している患者が対象です。本書では省略します。

行なった場合の点数が新設されました。HOTの遠隔モニタリングとは違い、加算ではなく独立した点数です。これも一般診療所が算定しやすい点数ではありませんので、本書では省略します。

3．注意点

✓ 算定時は**毎回**、以下の内容をレセプト摘要欄に記載します。

> • 初回の指導管理を行なった年月日
> • 直近の検査（無呼吸低呼吸指数、睡眠ポリグラフィ）の実施年月日と検査結果
> • 算定日の所見（自覚症状など）

✓ CPAP開始時の要件と、機器設定など患者への指示内容が、カルテに記載されていなければなりません。

✓ 在宅持続陽圧療法指導管理料は、CPAPを1〜2カ月継続し、その結果、治療継続が可能だと医師が判断した場合だけ、引き続き算定の対象になります。ですから、「引き続き継続可能と判断した」ことが、カルテへ記載されていなければなりません。

説明	1

　職場では、CPAP（「シーパップ」と読みます）と言われることが多いです。CPAPは持続陽圧呼吸療法（continuous positive airway pressure）の略です。

　CPAPは睡眠時無呼吸症候群または慢性心不全の患者が対象ですが、その病名があれば全員が対象になるわけではありません。それらの患者のうち、CPAPをすることで治療効果が期待できる一定の基準が定められています。「在宅持続陽圧呼吸療法指導管理料2」の算定の対象になるのも、その基準にあてはまる患者だけです。

2 ― 在宅持続陽圧呼吸療法用治療器加算

　医療機関が患者に装置を貸し出して、CPAPを使用して治療を行なった場合に1,000点算定できます。ただし、3月に3回に限ります。

3 ― レセプトの書きかた

「14 在宅」の「その他」欄に、在宅持続陽圧呼吸療法指導管理料 2 の 持呼 2 を書きます。点数を記載するスペースに算定点数を書き（材料加算も算定するときは合計点数を書きます）、摘要欄にその内訳を「点数×回数」の形で書きます。

摘要欄に、初回指導の年月日、直近 1 カ月以内の検査（無呼吸低呼吸指数と睡眠ポリグラフィ）、算定日の所見を記載します。

Lesson 4・05

在宅療養指導料

在宅療養指導管理料を算定するときにあわせて確認しよう

B001 の 13 在宅療養指導料

　Lesson3 で学習した「B 医学管理等」のひとつですが、Lesson4 の各項目との関連が深い項目です。

1 ― 何の点数か

　C100 ～ C121 の算定対象の患者、またはそれに準じる状態の患者に対して、医師の指導に基づいて看護師などが 30 分以上の個別患者指導を行なった場合に、月1 回 170 点算定できます。

　Lesson4 で学習した管理料を算定したときは、**B001 の 13 在宅療養指導料**の算定対象であることが多いので、看護師などによる指導が行なわれているか、その場合は算定が漏れていないか確認しましょう。

2 ― 注意点

- ✓ C100 ～ C121 を算定している患者、または人工肛門患者やカテーテル留置中などの患者が対象です。
- ✓ 算定できる職種が定められています。医師の指示に基づいて、**看護師または保健師または助産師**によって**患者指導**が行なわれたことが算定の条件です。
- ✓ 指導にあたった看護師などは、患者ごとに**療養指導記録**を作成し、**指導の要点、指導実施時間**を明記するよう定められています。
- ✓ 1 回の指導時間が 30 分以内の場合は算定対象にはなりません。
- ✓ 集団指導も算定対象になりません。
- ✓ 患者の自宅に訪問して指導した場合も算定対象になりません。
- ✓ **算定上限が月 1 回**ですが、初回の指導を行なった月だけ月に 2 回算定できます。
- ✓ 生活習慣病管理料等、他の点数が包括になる点数を算定していると、算定できません。

Lesson 5

薬の点数を請求する

Lesson 5・01

院外処方と院内処方

「投薬」（F）の算定点数のなりたちを知ろう

第2章第5部　投薬

POINT

- ✓ **院外処方の診療所では、処方箋料だけ算定する。**
- ✓ **院内処方の診療所では、処方料＋薬剤料＋調剤料を算定する。**

1 — 院外処方と院内処方

　みなさんの職場では、薬が出るとき、処方箋を出して薬局に行ってもらいますか？　それとも院内で薬を出しますか？

　処方箋を渡して薬局に薬を受け取りに行ってもらう方式を、**院外処方**といいます。院内で薬を渡す方式は**院内処方**といいます。院外処方か院内処方かで、薬が出るときの診療報酬の構造が異なります。

院外処方の点数

| F400 処方箋料 68点（40点、28点もあり）　＋　加算 |

　算定するのは処方箋料のみです。特定疾患処方管理加算や一般名処方加算など、加算ができる場合もあります。詳しくは次のLesson5・02で説明します。

院内処方の点数

F100 処方料 42 点（29 点、18 点もあり）
　　＋
F000 調剤料 9 点または 6 点　（＋　F500 調剤技術基本料 8 点）
　　＋
F200 薬剤料

　処方料は、医師がどの薬が適切かを決めることへの診療報酬であり、調剤料は薬を調合することへの診療報酬、薬剤料は薬そのものの料金です。薬剤師が常勤する医療機関なら調剤技術基本料も算定できます。それぞれ、詳しくは Lesson5・03 以降で説明します。

2 ── レセプトの記載場所

　院外処方では、「80 その他」の欄の、処方箋料に記載します。院内処方の場合は「20 投薬料」の欄に記載します。

Lesson 5・02

院外処方のレセプト
処方箋料を算定できるようになろう

F400 処方箋料

POINT

- ✓ 処方箋が出たときに算定する。
- ✓ 特定疾患の患者に処方箋が出たときは、特処（1、2）の加算ができないか確認する。
- ✓ 一般名で処方すると加算がある。

1 ― 何の点数か

処方箋を外来患者に交付した場合に算定する点数です。68点が基本です。

患者への説明 　　　この点数何？ って聞かれたら

　　医師がお薬の内容を薬局に伝える処方箋を発行したことへの点数です。この処方箋に、今日の○○さんの薬について書いてあります。期限内に薬局にお持ちいただいて、薬を受け取ってください。

　院外処方の場合、薬局には薬剤料・調剤料などを支払い、医療機関では処方箋料を支払ってもらう形になります。有効期限は原則、当日を含めて4日です。なお、医療機関が特定の薬局を勧めることは「誘導」といって禁止されています。

ちょっと補足 処方箋料の区分

抗不安薬・睡眠薬・抗うつ薬・抗精神病薬の種類が多い場合や、内服薬が7種以上の場合、不安・不眠症の薬の処方が1年以上の場合は、処方箋料が28点または40点と安くなります。一般の診療所では68点以外を算定することは多くありませんが、薬の数が多いときは思い出してみてください。

処方箋料3（68点）	通常の処方箋
処方箋料2（40点）	以下のいずれかにあてはまる（処方箋料1にあてはまる場合は除く） ・1回の処方箋で内服薬が7種類以上（ただし臨時の処方で2週間以内のものは除く） ・不安・不眠の薬を1年以上投薬している
処方箋料1（28点）	以下のいずれかにあてはまる（ただし臨時の処方のものは除く） ・1回の処方箋で3種類以上の抗不安薬 ・1回の処方箋で3種類以上の睡眠薬 ・1回の処方箋で3種類以上の抗うつ薬 ・1回の処方箋で3種類以上の抗精神病薬 ・1回の処方箋で4種類以上の抗不安薬および睡眠薬

2 ― 加算

1．一般名処方加算

処方箋に、薬の商品名でなく一般名で記載すると、1回につき5点または7点を加算できます。

一般名処方加算1（7点）	交付した処方箋に含まれる医薬品のうち、後発医薬品 ▶説明1 がある医薬品が2種類以上あり、そのすべてが一般名処方されている
一般名処方加算2（5点）	交付した処方箋にある医薬品のうち、ひとつでも一般名処方されている

すべてを一般名記載に移行するのは難しいとしても、一部を一般名にするだけでも5点の加算が可能です。

> **説明1**
>
> 新薬は、開発からしばらくは特許で保護され、他社が同じ成分の薬をつくることができません。特許をとった新薬を、先発医薬品といいます。
>
> 先発医薬品の特許期間が過ぎると、同じ成分・効き目の薬を他社がつくっても構わなくなります。そのように、後につくられた同成分の薬のことを後発医薬品といいます。
>
> 後発医薬品はジェネリック医薬品ともいいます。

ちょっと補足

商品名処方と一般名処方の例

商品名処方	一般名処方
マイスリー錠 10mg	【般】ゾルピデム酒石酸塩錠 10mg
ロキソニン 100mg	【般】ロキソプロフェンナトリウム水和物錠 60mg
フロモックス錠 100mg	【般】セフカペンピボキシル塩酸塩水和物錠 100mg

2．特定疾患処方管理加算1

特定疾患処方管理加算1は、生活習慣病等の、定められた疾患▶説明2 を主病とする患者に処方箋を交付した場合に加算できます。処方期間が27日未満の場合に、**特定疾患処方管理加算1**として1回18点、月に2回まで加算できます。特定疾患処方管理加算を略して**特処**といいます。

> 説明 2
> 特処1および2の対象疾患は、B000特定疾患療養管理料の対象疾患と同じです。

3．特定疾患処方管理加算2

特定疾患処方管理加算2は、月1回66点の加算です。対象の主病は特処1と同じです。▶説明2　主病に対する薬の処方期間が28日以上の処方箋を交付した場合に加算できます。

ちょっと補足

> 特定疾患を主病にもっている患者の場合、主病に対する薬ではない処方箋でも特処1を算定できます。しかし、28日以上の処方でも、主病に対する薬がなければ特処2は算定しません。

4．乳幼児加算

3歳未満の乳幼児に処方箋を交付した場合は、3点を加算できます。

3 ― 注意点

- ✓ 外来患者にうがい薬のみの処方箋料は算定できません。
- ✓ 特処1と2を同時に加算することはできません。

4 ― レセプトの書きかた

1．処方箋が月2回出た場合

80 その他	処方箋		2 回	136	
	薬剤				

「80 その他」欄の中にある処方箋の項目の横に、処方箋の回数と月の合計点数を記載します。

2．特定疾患の患者で月2回処方箋が出た場合

80 その他	処方箋		2 回	172		80	特処1　18 × 2
	薬剤						

処方箋の回数を上と同様に記載し、摘要欄に略称 特処1 と、特処1の回数・点数を記載します。

ちょっと補足

リフィル処方箋

　2022年改定で、新たにリフィル処方箋のしくみが設けられました。それに伴い処方箋の様式が変更されています（次ページを参照）。

　従来の処方箋は、1回だけ有効で、反復利用はできません。リフィル処方箋とは、一定期間内であれば、処方箋を反復利用できるものです。ただし上限が3回までです。

　リフィルによる処方の対象は、症状が安定していて、薬剤師による服薬管理のもとで処方箋の反復利用が可能と医師が判断した患者のみです。もしリフィルで処方箋が出ることがあっても、診療所であれば、処方箋料などレセプトは通常の場合と変わりありません。

リフィル処方箋の例

ここに記入

処方箋の「処方」の欄にある「リフィル可」にチェックがあり、適用回数の記入があると、その回数だけ処方箋を繰り返し使用できます。

Lesson 5・03

院内処方のレセプト
算定方法の基本を押さえよう

F000 調剤料、F100 処方料、F200 薬剤

　Lesson5・01 でも簡単に触れましたが、院内処方の点数は F100 処方料・F000 調剤料・F200 薬剤料の合計です。薬剤師が常勤する医療機関では F500 調剤技術基本料も算定できます。

1 — 処方料

　基本は 42 点です。処方箋料と同じような考えかたで、睡眠薬などの多剤ないし長期の処方では、点数が下がることがあります。

外来後発医薬品使用体制加算

　施設基準の届出が必要な加算です。後発医薬品をどれくらい使用しているかによって、2 点・4 点・5 点のいずれかの点数です。いったん届け出れば毎月同じ点数ですので、自院は何点加算かをいちど覚えるだけで構いません。

2 — 調剤料

　調剤料は、処方される薬の服用方法▶説明1 によって、点数が異なります。

内服薬、頓服薬	1回の処方で 11 点
外用薬	1回の処方 8 点

説明1
　内服薬は、飲み薬のうち「1日何回」のように定期的に飲む薬です。同じ飲み薬でも頓服薬は臨時に使う薬で、「発熱時」「疼痛時」などの指示があるものです。外用薬は、塗り薬や目薬など、皮膚や粘膜に向けて使う薬のことです。
　間違えやすいのがトローチです。飲み薬のようですが、口内の粘膜に対して作用する薬なので、外用薬に分類されます。

注意点

✓ 1回の処方で 11 点または 8 点の算定

です。何日分の処方であっても点数は同じです。

3 — 薬剤料

薬剤料は、服用方法によって、記載する場所や価格の単位が違います。算定は、処方された薬の「1単位分の点数」×「処方された量」で考えていきます。

服用方法	レセプト記載箇所	単位
内服薬	21	1剤1日分
頓服薬	22	1回分
外用薬	23	1調剤分

ちょっと補足

薬剤料も、診療報酬と同様に値段（点数）が全国一律で決まっています。この、薬の値段のことを「薬価」といいます。薬の点数は「薬価基準」に収載されています。
　レセプトの単位は「点」（10円）ですが、薬価基準に記されている単位は「円」です。ですから、レセプトに記載するときに薬価を点数に換算しなければなりません。

1．服用方法の見分けかた

まずは、カルテに書かれている処方内容から、服用のしかたがわかることが第一ステップです。

以下がとくによく使われる書きかたです。

これが書かれていたら 内服薬	・〜日分（「〜T」「〜TD」と書かれることもあります） ・分3、分2など（一日分を何回に分けるという意味）	・〜T／〜tab（「〜錠」のこと） ・〜C／〜cap（「〜カプセル」のこと）
これが書かれていたら 頓服薬	・疼痛時／発熱時／発作時／など ・〜回分（「〜P」「〜包」と書かれることもあります）	
これが書かれていたら 外用薬	軟膏／クリーム／ゲル／ローション／スプレー／外用液／シップ／パップ／テープ／パッチ／点眼／点鼻／点耳／坐剤／サポ／吸入／トローチ	
その他、薬が出るときの略語	・Rp.　……「処方」の意味の略語。 ・Do　……「前回と同じ処方」の意味。	

2. 薬の形状の見分けかた

次に、カルテを見てその薬がどんな形状かわかることが第二ステップです。処方された薬の形状がわかれば、薬価を調べることができます。

	薬の形状：商品名	カルテに書かれる単位
内服	錠剤：〜錠	T／tab／個
	カプセル剤：〜カプセル	C／cap／カプセル／個
	粉薬、顆粒：〜散、〜顆粒	mg
	シロップ、液剤：〜シロップ、〜液	mL／cc
外用	ぬり薬：〜軟膏、〜クリーム、〜ローション、〜外用液	〜本／〜g
	貼り薬：〜シップ、〜パップ、〜テープ、〜パッチ	〜枚／〜日分
	座薬：〜坐剤、〜サポ	〜個／〜ヶ
	目薬：〜点眼液、〜眼軟膏	〜瓶／〜本／〜mL
	鼻薬：〜点鼻液、点鼻パウダー、点鼻スプレー	〜瓶／〜本／〜mL
	トローチ	〜日分／〜ヶ
	うがい薬：〜含嗽	〜瓶／〜本／〜mL
	吸入薬	〜瓶／〜本／〜mL

錠剤　カプセル　粉薬　シロップ

軟膏　シップ　パッチ、テープ　座薬　目薬　鼻薬

剤型と量も確認しましょう

　同じメーカーの同じ薬でも、剤型と規格（有効成分の量）によって薬価が違います。たとえばボルタレンでは下のような違いがあるので、レセコンで薬の名前だけ検索してしまい、違う剤型の間違った点数を入力してしまうことがよくあります。薬の名前だけでなく、剤型と量も確認して薬価を探しましょう。

商品名	薬価
ボルタレンサポ１２.５ｍｇ	27.70
ボルタレンサポ２５ｍｇ	31.90
ボルタレンサポ５０ｍｇ	36.70
ボルタレンゲル１％	4.90
ボルタレンローション１％	4.90
ボルタレンテープ１５ｍｇ	12.30
ボルタレンテープ３０ｍｇ	17.10
ボルタレン錠２５ｍｇ	9.20
ボルタレンＳＲカプセル３７.５ｍｇ	11.60

4 ― 調剤技術基本料

　薬剤師が常勤している医療機関なら、調剤が行なわれた月に1回算定できます。外来の場合は14点です。B008 薬剤管理指導料または C008 在宅患者訪問薬剤指導料を算定した月は算定できません。

Lesson 5・04

薬剤料の計算
院内処方レセプトの薬剤料の点数も読んでみよう

F200 薬剤

　Lesson5・03 に引き続き、院内処方のレセプトですが、前項より少しレベルアップした内容の Lesson です。電子レセプトだと自動に計算されるため、計算方法を知らなくてもレセプト作成は可能ですので、はじめからマスターしようとあせらなくても大丈夫です。そのうえで、どうやって計算されるかを知っていると、返戻・減点時に理由を推測できるなど応用がきくようになりますので、慣れてきたらチャレンジしてみてください。

1 ── 内服薬の計算

手順

① **1 日分**の量をカルテから読み取る
② 1 日分の薬価を調べる
③ 1 日分の薬価を点数にする ▶説明 1
④ レセプトの 21 に、「薬の名称、1 日の用量」と「1 日分の点数」×「処方日数」の形で記載する

> **説明 1**
> p.138 でも触れたように、レセプトの単位（点）と、薬価基準の単位（円）が違うため、薬価を点数に換算する必要があります。

カルテ記載を読み取って計算する

Rp.　フロモックス 100 × 3T、分 3　7 日分

　①「分 3」は「1 日分を 3 回に分ける」の意味なので、1 日量は 3T（3 錠）だとわかります。
　②フロモックスの薬価を調べ、1 日量（3 錠分）の値段を計算します。
　「薬価基準」でフロモックスを探すと、右のように、いくつかありました。カル

商品名	薬価（円）
フロモックス小児用細粒１００mg	115.40
フロモックス錠７５mg	36.30
フロモックス錠１００mg	41.10

テに「T」「100」と書かれているので、錠100mgのことで、薬価は1錠41.10円とわかります。3錠だと123.30円と計算します。

③次に、薬価を点数に置き換えます。右のように換算します。この場合は123.30円なので12点です。これで1日分の点数が12点とわかりました。

④カルテから処方日数は7日です。レセプトの「21内服」欄に、「点数×日数」を記載し、摘要欄に処方の内容を1日あたりの形で補足します。

薬価	点数
〜15.00円	1点
15.01〜25.00円	2点
25.01〜35.00円	3点
35.01〜45.00円	4点
45.01〜55.00円	5点
55.01〜65.00円	6点
⋮	⋮

一の位5円を境に、1点ずつ増えます。計算式では、「合計薬価÷10」の小数点以下を五捨五超入した値になります。

摘要欄
21　フロモックス錠100mg×3錠　　12×7

カルテ記載を読み取って計算する（複数の内服薬、服用のタイミングが同じ）

```
Rp.　メジコン 3T
Rp.　ＰＬ、3g          ｝分3、 5日分
Rp.　フロモックス 100　3T
```

①「分3」は「1日分を3回に分ける」の意味なので、メジコン3錠　＋　ＰＬ3g　＋　フロモックス100が3錠　＝　1日量だとわかります。

②処方された三種の薬剤の薬価を調べ、1日の分量の値段を計算します。「薬価基準」でメジコン錠は錠あたり5.70円、ＰＬ配合顆粒はグラム6.50円、フロモックス100mg錠は錠あたり41.10円でした。1日分では、メジコンが3錠で17.10円、ＰＬが3gで19.50円、フロモックス100錠は123.30円なので、合計で159.90円になりました。

③159.90円を点数に置き換えます。15.99の五捨五超入で16点です。これで、1日分の点数が16点とわか

ちょっと補足

複数の内服薬の場合、すべて同じタイミングでの服用ならこのようにまとめて計算します。

複数の内服薬で飲むタイミングが違う場合は（たとえば「分3」の薬と「分4」の薬が出たとき）、飲むタイミングが同一の薬だけをまとめて1単位として考えます。

りました。

　④カルテから処方日数は 5 日です。レセプトの「21 内服」欄または摘要欄に、「1 日の点数×日数」と、処方内容を 1 日分で記載します。

摘要欄　　　21　メジコン錠 15mg × 3
　　　　　　　　 Ｐ Ｌ配合顆粒× 3g
　　　　　　　　 フロモックス錠 100mg × 3　　　16 × 5

2 ― 頓服薬の計算

手順

① 1 回分の量をカルテから読み取る

② 1 回分の薬価を調べる

③ 1 回分の薬価を点数にする

④レセプトの 22 に「1 回分の点数」×「回数」の形で記載する

カルテ記載を読み取って計算する

Rp.　ロキソニン 1T　発熱時、3 回分

　①「発熱時」と書いてあるように臨時の使用ですし、回数で処方されているので、頓服だとわかります。内服は 1 日分でしたが、頓服の場合は 1 回分の量がどれかを読み取ります。

　医師は、内服薬はカルテに基本的に 1 日分の量を書きますが、頓服薬は 1 回量で指示します。この場合は 1T（1 錠）が 1 回分だとわかります。

　②ロキソニンの薬価を調べると、錠あたりの値段が 11.00 円でした。

　③次に、薬価を点数に置き換えます。11 ÷ 10 が 1.1、小数点以下を五捨五超入で 1 点です。これで、1 回分の点数が 1 点とわかりました。

　④カルテから処方日数は 3 回分です。レセプトの「22 頓服」ないし摘要欄に、「1 回の点数×回数」処方内容を 1 回分の量で記載します。

摘要欄　　22　ロキソニン1錠　　1×3

3 ── 外用薬の計算

　外用薬の場合は、1回の調剤での量すべてで考えます。処方日数・回数は、外用薬の計算には関係ありません。

　処方量はカルテに書かれていますので、外用薬であることが読み取れるかどうかがポイントです。

手順
　① 1回の調剤分の量を確認する
　② 1調剤分の薬価を調べる
　③ 1調剤分の薬価を点数にする
　④レセプトの23に「1調剤分の点数」×「処方回数」の形で記載する

カルテ記載を読み取って計算する

Rp.　SPトローチ　4T×5日

　①トローチは外用薬ですから、1回の調剤での合計量を確認します。カルテから、20錠だとわかります。

　② SPトローチ錠分の値段を調べると錠あたり5.70円でした。20錠分を計算して114.00円になりました。

　③次に、薬価を点数に置き換えます。114÷10で11.4、小数点以下五捨五超入で11点です。

　④「23 外用」ないし摘要欄に、点数、および内訳を「総量×1」の形で記載します。そして外用薬の場合、摘要欄に回数と用法（使用部位）も記載します。

摘要欄　　23　SPトローチ25mg「明治」20錠　　11×1
　　　　　　　4回/日、口内で溶解

ちょっと補足

外用薬の用法・部位の記載

　外用薬を処方する場合、使用方法について具体的にカルテ記載するよう定められています。レセプトでも、1日の使用回数、使用のタイミング、使用部位を記載していなければ、多くの保険者で査定の対象となります。

湿布の例

　湿布であれば、「1日1回、就寝前、腰部貼付」のように記載します。また、湿布の場合はレセプトに日数も必要です。

カルテ

Rp. モーラステープ（20）× 21 枚　1回/日（就寝前）、腰部貼付

　↓
レセプト

22　モーラステープ 20mg × 21 枚　　　　44 × 1
　　1日1回就寝前、腰部に貼付、21日分

　モーラステープ 20mg 1 枚の薬価は 21.10 円なので、21 枚分で 443.10 円、点数に換算して 44 点になります。
　なお湿布薬は、1 回の処方で 63 枚を超えると、その枚数が必要と判断した理由をレセプト摘要欄に記載しなければなりません。

湿布以外の外用薬の例

　塗り薬やローション、目薬など、湿布以外の外用薬でも、部位と「1日何回」の表記が必要です。
　「患部に塗布」「医師の指示どおり」のような、誰の場合でも同じ文言で通じるような記載では不可です。「右腕に1日2回塗布」のように、その患者ごとに具体的に、部位と回数を明記しなければなりません。
　なお、湿布では「何日分」と記載が必要ですが、「1本」「1瓶」で処方される外用薬は、何日分かを記載する必要はありません。

Lesson 6

注射の点数を知る

Lesson 6・01

基本

注射のレセプト
「注射」（G）の算定点数のなりたちを知ろう

第2章第6部　注射

POINT

- ✓ **注射料は、手技料＋薬剤料。**
- ✓ **カルテから注射の種類を読み取る。**
- ✓ **注射に使った薬剤の量からも注射の種類がわかる。**

1 ── 「注射」（G）の点数

　注射を実施したことに対して算定できる点数は、手技料（注射実施料）・薬剤料の合計です。

注射の点数

```
G000 〜 G017 手技料（注射実施料）
        ＋
G100 薬剤料　（＋　G200 材料料）
```

> ちょっと補足
>
> 留置針や中心静脈カテーテルを使った場合は材料代も算定できますが、本書では省略します。

　手技料は、注射の種類によって、レセプト記載場所や点数が異なります。まずは注射の種類を見分けることが第一歩です。

2 ── 注射の種類

　点数表には多数の注射が掲載されていますが、一般の診療所では次の四つの見分

148

けがつけば大丈夫です。

注射	レセプト記載箇所	算定項目
皮下注射（皮下注）	31	G000 皮内、皮下及び筋肉内注射
筋肉内注射（筋注）		
静脈内注射（静注）	32	G001 静脈内注射
点滴注射（点滴）	33	G004 点滴注射

皮下注射（皮下注と略します）

静脈内注射
（静注と略します）

筋肉内注射（筋注と略します）

点滴注射
（点滴と略します）

3 ― カルテから読み取る

1．よく使われる略語

以下の言葉は、カルテで広く使われる書きかたです。

これが書かれていたら静注	• iv　……静脈注射（intravenous injection） • ワンショット、ショット • ボーラス
これが書かれていたら皮下注	• sc　……皮下注射（subcutaneous injection）
これが書かれていたら筋注	• im　……筋肉注射（intramuscular injection）
これが書かれていたら点滴	• div　……静脈内点滴（intravenous drip） • ivd • 持続静注
その他、注射実施時の略語	• inj　……注射 • 1A　……　A はアンプル。注射薬の容器の単位。「管」と書かれることもあります。 • 1V　……　V はバイアル。注射薬の容器の単位。「瓶」と書かれることもあります。 • 1U　……U はユニット。1U で「1 単位」のことです。 • G、glu　……ブドウ糖（glucose）。 • 生食　……生理食塩水。 • Do　……「前回と同じ」の意味。

2．注射の種類が書かれていない場合

注射する薬の量から注射の種類を判別することもできます。量は必ずカルテに書かれていますので、万一どの注射かの記載が漏れていても、量から推察することが可能です。

注射	薬の量
皮内・皮下・筋肉内	1 〜 5mL
静注	5 〜 20mL
筋肉内	多量

4 ― レセプト作成の手順

注射の点数はここに書きます。

注射が実施された（30番台のオーダーが出た）ときのレセプトは、以下の順で考えましょう。

① 31・32・33 のどれなのかを判断する

→これで手技料がわかります。

②注入するもの（薬は何か、量はいくらか）を確認し、薬剤料を計算する

→薬の確認方法、計算のしかたは Lesson5・04 の薬剤料と同様です。

③薬剤料と手技料を合計する

レセプト記載

✓ 摘要欄に、薬剤名と、薬剤料（薬価から点数換算したもの）×回数を記載します。

✓ 31・32・33 の該当する欄に回数を記載し、点数欄に、手技料＋薬剤料の合計点数を書きます。

ちょっと補足

手技料の点数

手技料の点数は以下のとおりです。

	注射	点数（6歳以上）	6歳未満	算定基準
31	皮下注射	22点	22点	1回につき
	筋肉内注射			
32	静脈内注射	34点	82点 [※1]	1回につき
33	点滴注射	50点（500mL未満）／101点（500mL以上）	96点（100mL未満）[※2] ／147点（100mL以上）[※2]	1日につき

※1　6歳未満の場合、静脈内注射の所定点数に48点の加算がつきます。
※2　6歳未満の場合、点滴注射に46点の加算がつきます。さらに、100mL以上の場合は所定点数が101点の設定です。

Lesson 6 · **02**

参考

注射の併施

静注と点滴はなぜまとめてカウントするのか？

　同じ日に複数の注射を実施したとき、手技料を1回分しか算定できない場合もあり、複数回分を算定できる場合もあります。

	皮下・筋肉内	静脈内	点滴
皮下・筋肉内（1回につき）	○	○	○
静脈内（1回につき）	○	△	×
点滴（1日につき）	○	×	×

○＝併算定可、×＝併算定不可
△＝状況による
（通常、静注薬が複数あっても1回穿刺すれば針を次の薬にも使って投与できるため、同日に静脈内注射の手技料を2回分算定することはありません。しかし、静脈内注射は「1回につき」の点数ですから、複数回穿刺する理由がある、たとえば午前に静注後、緊急で午後に追加で静注薬投与が必要になった場合など、必要性が認められれば算定できる可能性はあります。）

　なぜこうなるのでしょうか。「注射料」が何と何で構成されているかがそのヒントです。少しおさらいしましょう。

1 ― 注射の点数のおさらい

手技料　＋　薬剤料　＝　注射料

　上のように、注射料は、手技料＋薬剤料の合計でしたね。それぞれについて考えてみましょう。
　薬剤料は、説明がなくても想像しやすいと思います。使用した薬の値段ですね。さて、手技料とは何でしょうか。手技料とは、医師や看護師が注射針を刺した、そ

の行為に対する点数だと考えてください。「薬剤を注入する」手技ではなく、「刺す」手技と考えるのがポイントです。

　ここで、それぞれの注射方法が関係してきます。皮下注・筋注・静注は、どれも文字のとおりで、針の先がどこにあるかを示しています。以下は、厳密に理解する必要はありません。何となくイメージをつかんでください。

> **ちょっと補足**
>
> 　注射方法によって、薬が全身にいきわたる時間が違うため、速く効かせたいときは静注、ゆっくり吸収させたいときは皮下注が選ばれます。
> 　効かせたい時間以外にも、皮下投与すると痛みが出る薬は筋肉注射するなど、薬の性質から注射方法が決まることもあります。

2 ── 針の先がある場所

　皮下注は皮下組織に針の先があります。皮下組織にあるごく細い血管（毛細血管）から、薬が体内に吸収されます。
　筋注は、筋肉内に針の先があります。薬は、筋肉内にある比較的太い血管から吸収されます。
　静注は静脈内に針の先があります。静脈は、そのまま心臓に向かって巡っている血管ですから、薬はすぐに全身に回ります。
　そして、点滴注射は正確には点滴静脈注射のことで、針の先が静脈内にあります。

3 ─ 針を刺す回数を考えてみる

　点滴は、時間をかけて薬を入れますが、針がある場所は静注と同じなのです。ということは、点滴と静注をする必要がある場合、点滴用と静注用に針を別々に刺さなくてもよさそうですね。実際そのような場合には、点滴の針が刺さっている間に、点滴ルートの側管から静注の薬を入れます（別々に刺す場合もありますが、投与方法と算定回数の関係をイメージするための、おおざっぱな説明だと思ってください）。

　このように、静注と点滴があるとき刺すのは1回ですむことが通常なのに、2回の手技料を請求するのはおかしいですよね。

　そして、点滴＋皮下注や、点滴＋筋注の場合は、針の先を入れたい場所が違います。投与方法ごとに針を刺す必要がありますから、それぞれの技術料を算定するのです。

6

注射の点数を知る

Lesson 6・03

薬剤料の計算
薬剤料の点数も読んでみよう

G100 薬剤

1 — 注射薬の容器

注射薬が入っている容器には、大きく分けてアンプルとバイアルがあります。

アンプル

アンプルとは、ガラスまたはプラスチックの単一の材質で作られた容器です。

バイアル

バイアルとは、ガラス容器にゴム栓がついている容器です。

アンプル

バイアル

2 — 計算方法

注射での薬剤料も、計算方法は Lesson5・04「薬剤料の計算」と同様です。

手順

① 投与経路がどれか（算定基準が1回単位か、1日単位か）を確認する。
② 1単位ごとに、使用薬剤の量を確認する。
③「薬価基準」で薬価を調べ、1単位での量でいくらになるか計算する。
④ 1単位分の薬価を点数に換算する。▶説明1
⑤ レセプトに記載する。

> **説明1**
> 薬価から点数への換算は、内服薬や外用薬と同様、「合計薬価÷10」の小数点以下を五捨五超入です。

156

ちょっと補足

一部使用のときの計算

　アンプル容器の注射薬は、もし中味が余っても、残量を保存して使用することができません。全量使用していなくても、1アンプル分の薬剤料を請求します。

　バイアル容器は、使わなかった分を保存してまた使用することができますので、使用した量だけの薬剤料で請求します。

Lesson 7

検査や処置の点数を知る

Lesson 7・01

検査の点数
レセプトの中味を理解するポイントを知ろう

第2章第3部 検査、第4部 画像診断

POINT

- ✓ 「検査」（D）で算定する検査には、検体検査と生体検査がある。
- ✓ X線、CT、MRIの検査は「画像診断」（E）で算定する。
- ✓ 腫瘍マーカー検査と薬剤血中濃度測定は、「医学管理等」（B）との関連に注意が必要。

1 ― 電子レセプトでの検査の算定

点数表を見ると、検査の章はたくさん項目があって難しそうですが、現実の仕事では、それぞれの項目や点数を覚えることはそれほど重要ではありません。検査をするとき、多くの場合、あらかじめセット化している検査項目から医師が適切なセットを選択してオーダーする方式になっており、電カルでは診療報酬算定は検査オーダーに連動して自動的に処理されます。紙カルテの場合は、レセコンに設定されたセットで入力するだけです。事務スタッフが入力する内容はあまりありません。

ですから、大事なことは、電子レセプトで上がってきた点数の中味を理解できることです。これがわかっていれば、返戻時の対応もス

ちょっと補足

点数表の「D検査」「E画像診断」に載っていない検査で、簡単なものの費用は、基本診療料（Lesson2・01を参照）に含まれていますので、算定しません。たとえば血圧測定などが該当します。

ムーズです。

　それでは、検査の点数がどんな要素で組み立てられているのか、具体的にみていきましょう。

2 — 検査の種類

　検査を実施したときの診療報酬は、点数表では、大きく検体検査料（Dの「検査」）と生体検査料（Dの「検査」）、画像診断料（Eの「画像診断料」）に分かれています。

　これらは、検査を外注委託する場合も基本的には算定できますが、外注のときは算定できない点数も一部あります。

ちょっと補足

　Lesson7・02でも説明しますが、尿一般（D000）と尿沈渣（D002、D002-2）などの実施料は、院内で検査した場合だけが対象で、外部の業者に委託した分は算定できません。

1．検体検査料

　検体検査とは、患者から採取した血液や尿、便、細胞などを調べる検査のことです。尿検査や血液検査が代表です。

　検体検査の点数は、**実施料と判断料の合計**です。採血など、医療者が検体を採取したときには、それらに**採取料**も加わります。

ちょっと補足

　検査に必要な薬や医療材料を使うときは、薬剤料または材料料を算定することがありますが、多くありませんので本書では省略します。

```
実施料　……　検査料ともいいます。点数表での正式名
　　　　　　　称は「検体検査実施料」です
　＋
判断料　……　点数表では「検体検査判断料」
　＋
採取料　……　点数表では「診断穿刺・検体採取料」。医
　　　　　　　療者が採取したときだけです
```

2．生体検査料

　生体検査とは、おもに、体に検査機器を接触させて測定する検査のことです。心電図や超音波検査が代表です。

　生体検査を実施したときの点数は、**実施料のみ**の場合と、**実施料と判断料の合計**の場合があります。

ちょっと補足

　生体検査でも、カテーテルなど材料料を算定するもの、麻酔・鎮痛薬など薬剤料を算定する検査もあります。いずれも専門的な検査ですので、本書では省略します。

実施料　……　点数表では「生体検査料」
＋
判断料　……　検査の種類によっては算定しないものがあります

3．画像診断

　X線やCT、MRIのように、体内の写真を撮影する検査のときは、画像診断料を算定します。

3 ― 管理料との関連で注意が必要な検査

　D009 腫瘍マーカー検査と**血中濃度測定**は、同じ検査でも、患者の状況や検査の内容によって算定のしかたが異なります。

　腫瘍マーカー検査は、D検査料（60）で算定する場合とB管理料（13）で算定する場合があります。そして、具体的にはLesson7・04で説明します。

Lesson 7・02

検体検査料

手技料と外来迅速の算定をチェックできるようになろう

D 第1節第1款 検体検査実施料、D026 検体検査判断料、D 4節 診断穿刺・検体採取料
D 第1節第1款 通則3 外来迅速検体検査加算

POINT

- ✓ **同じ区分の実施料＋判断料のセット**で算定する。
- ✓ 判断料は区分あたり月1回だけ。
- ✓ 採取料をとる場合は算定を忘れない。
- ✓ 外来迅速加算をとる場合は算定を忘れない。

　検体検査料は、実施料＋判断料＋採取料でしたね。実施料は、検査を実施したことに対する点数です。判断料は、検査の結果を分析したことに対する点数です。

1 ― 実施料と判断料

　検体検査の実施料と判断料はそれぞれ区分されていて、同じ区分の実施料と判断料の組み合わせで算定します。

尿検査をしたときの例

尿沈渣（鏡検法）27 点	＋	尿・糞便等検査判断料 34 点
↑		↑
実施料		判断料

✓ 電子レセプトでは、実施料と判断料をあわせて自動的に算定されます。
✓ 同じ区分の検査を複数回実施しても、判断料は月1回だけしか算定できません。

検体検査の区分

実施料	レセプトでの略称	判断料（すべて D026）
D000 〜 D004-2 尿・糞便等検査	尿	尿・糞便等検査判断料
D005 〜 D006-13 血液学的検査	血	血液学的検査判断料
D007 生化学的検査（Ⅰ）	生Ⅰ	生化学的検査（Ⅰ）判断料
D008 〜 D0010 生化学的検査（Ⅱ）	生Ⅱ	生化学的検査（Ⅱ）判断料
D011 〜 D016 免疫学的検査	免	免疫学的検査判断料
D017 〜 D023-2 微生物学的検査	微	微生物学的検査判断料

> **ちょっと補足**
>
> 診療所で算定することが多いのは尿検査と血液検査、便検査（いわゆる検便）でしょう。
> 尿検査と検便はどちらも「尿」の区分です。血液検査は「血」「生Ⅰ」「生Ⅱ」「免」「微」の区分にまたがっています。

> **ちょっと補足**

おもな検体検査実施料

D000 尿中一般物質定性半定量検査（尿一般）26点

標準的なセットに入っている尿検査はほぼ、このD000「尿一般」です。院内で実施した場合に算定します。検査を外部へ委託する場合は算定できません。「尿一般」の測定対象は13項目あります。13項目に含まれるものは1回の検尿でいくつ測定しても、算定できるのは26点だけです。また、「尿一般」で算定できるのは実施料だけで、判断料は算定できません。

D002 尿沈渣（鏡検法）27点

膀胱炎疑いの場合などに実施される検査です。これも院内の検査時だけ算定できる点数です。

D003 糞便検査　5 糞便中ヘモグロビン定性 37点

便潜血の有無をみる検査です。「便ヘモ定性」と呼ばれることもあります。「糞便中ヘモグロビン」という名前がつく検査算定項目はこれ以外にもありますが、最もよく実施されるのが「便ヘモ定性」です。

2 ― 検体採取料

医師や看護師が検体を採取した場合は、**診断穿刺・検体採取料**を算定します。略して**採取料**と呼ばれます。たとえば、採血や、鼻腔・咽頭ぬぐい液の採取で算定します。

採血検査のときは、採取料もレセプトに上がっているかを必ず確認しましょう。静脈採血は D400 の 37 点です（6 歳未満は 67 点）。電子レセプトでは「**B-V**」と表記されます。

> ちょっと補足
>
> 採取料は、医師や看護師が患者の体内から検体を採取した技術に対する点数です。ですから、検体検査であっても、患者が自分で採取する検体（尿、便、痰など）の検査では算定できません。

3 ― 外来迅速検体検査加算

略して「外来迅速」と呼ばれます。レセプトには 外迅検 と記載されます。

対象の検体検査▶説明1 の実施当日のうちに、検査結果について患者に説明し、文書での情報提供と検査結果に基づいた診療を行なった場合、検査ごとに 10 点ずつ加算できます。ただし、同一日に 5 項目（50 点）が上限です。

また、当日に行なった外来迅速対象検査は、その日のうちに一部でも結果が出なければ、結果が出た検査分も外来迅速は算定できません。

> ちょっと補足
>
> B-C は末梢採血（指先や耳たぶから血液を採取する）のことで、B-A は動脈採血のことです。ほとんどが静脈からの採血なので、カルテに「末梢」「動脈血」などと書かれていなければ B-V で算定します。

> 説明 1
>
> 外来迅速検体検査加算を算定できる検査は、尿一般や尿沈渣、便ヘモ、末梢血一般など、一般診療所でよく行なわれる検査が該当します。
>
> 外来迅速の対象検査は、「特掲診療料の施設基準等」の「別表第九の二　検体検査実施料に規定する検体検査」に挙げられています。

4 ― レセプトを読むポイント

✓ **同じ区分の検査の判断料**は、実施した種類・回数にかかわらず**月 1 回だけ**です。たとえば、月に尿検査を 1 種類と便検査を 1 種類行なった場合、実施料は

検査ごとに算定し、判断料は 1 回分を算定します。

- ✓ 尿一般（D000）や末梢血液一般検査（D005 の 5）は、同時に何項目測定しても算定は 1 回分です。

- ✓ **尿一般（D000）と尿沈渣（D002、D002-2）** などの実施料は、院内で検査した場合だけが対象で、**外部委託分は算定できません。**

- ✓ 尿一般（D000）には判断料が含まれています。ですから、**尿一般では実施料だけ**を算定し、判断料は算定しません。

- ✓ 算定する検査にはすべて、適応傷病名が必要です。確定でない場合はその検査を実施する理由を、疑い傷病名として記載します。

- ✓ 疑い傷病名は、結果が判明した時点で速やかに整理しましょう。検査によって疑いが消えたら、「中止」の転帰をつけます。反対に、病名が確定したら、確定病名とします。

Lesson 7・03

生体検査料

生体検査の算定法の決まりごとを知ろう

D 第3節 生体検査料

POINT

- ✓ 生体検査は、「実施料＋判断料」を算定するものと、「実施料」のみを算定する検査がある。
- ✓ 心電図検査や超音波検査は、ひと月に2回以上実施した場合、2回目以降を90％の点数で算定する。

1 — 判断料を算定する生体検査

　生体検査の点数は、**実施料＋判断料**で、**検査によっては実施料のみ**の算定でしたね。以下が、判断料を算定する検査です。生体検査の判断料も、検体検査と同様に、同一区分で月1回の算定です。

実施料	判断料
D200〜D204　呼吸循環機能検査等	D205 呼吸機能検査等判断料
D235〜D237-2　脳波検査等	D238 脳波検査判断料
D239〜D240　神経・筋検査	D241 神経・筋検査判断料
D292〜D293　ラジオアイソトープを用いた諸検査	D294 ラジオアイソトープ検査判断料

ちょっと補足

　心臓カテーテル検査など、医療材料（カテーテルなど）や検査のための薬剤（造影剤や麻酔など）を使うときは、材料料や薬剤料も算定できますが、ここでは省略します。

　これ以外の生体検査は実施料だけを算定します。

2 ── 同じ月に複数回の検査をした場合

以下の生体検査は、ひと月で 2 回以上行なった場合、2 回目以降を所定点数の 90％の額で算定します。

2 回目以降は 90％で算定する検査

- 呼吸循環機能検査等のうち D206 〜 D214-2
- D215 〜 D216　超音波検査
- D295 〜 D323、D325　内視鏡検査

一般的な診療所でもよく行なわれる検査では、心電図検査、超音波検査（「エコー」と言われることも多いです）が対象です。

3 ── おもな生体検査料

D208　心電図検査 1（四肢単極誘導及び胸部誘導を含む最低 12 誘導）　130 点

「心電図」という名前がつく算定項目も多数ありますが、標準的で最もよく算定するのがこの 130 点です。同じ月の 2 回目以降は 90％の額で算定します。

D210 ホルター型心電図検査 2（8 時間を超えた場合）　1,750 点

これも心電図のなかでよく算定される項目です。これも、同じ月の 2 回目以降は 90％の額で算定します。

D215 超音波検査 2（断層撮影法　ロ その他の場合　胸腹部）　530 点
D215 超音波検査 2（断層撮影法　ロ その他の場合　下肢血管）　450 点
D215 超音波検査 2（断層撮影法　ロ その他の場合　その他）　350 点
D215 超音波検査 3（心臓超音波検査　経胸壁心エコー法）　880 点

いわゆる「腹部エコー」と「心エコー」です。とても大がかりな設備が必要な CT や MRI などの検査と違い、比較的手軽に行なえるので、診療所で行なわれることも多い検査です。

エコーの算定時は、画像をカルテに添付、所見をカルテまたはレポートに記録することが求められます。530点「胸腹部」、350点「その他」で算定する際は、摘要欄に検査対象の臓器または領域を記載します。電子レセプトシステムなら、プルダウンやチェックボックス等があるはずですので、そこから選択します。

D215 超音波検査2（断層撮影法　イ　訪問診療時に行なった場合）　400点

訪問診療でエコーを実施した場合は、医療機関で実施する点数項目とは別の項目で算定します。訪問診療（あらかじめ計画して訪問）の日に実施したエコーは、「イ」の400点で、月1回しか算定できません。

同じ在宅でのエコーでも、往診（患者・家族から依頼があって、緊急に出向いて診療する）でエコーを実施した場合は、「ロ　その他」の部位別で算定します。回数の制限はありません。

4 ── 乳幼児加算

一部の生体検査は、乳児・幼児に対して実施した場合に、加算があります。対象の検査と加算額は、生体検査料の通則1・2に挙げられています。

7

検査や処置の点数を知る

Lesson 7・**04**

管理料との関連で注意が必要な検査

マル悪と特薬の扱いを理解しよう

B001の3 悪性腫瘍特異物質治療管理料、D009 腫瘍マーカー
B001の2 特定薬剤治療管理料、D400 血液採取

1 ── 悪性腫瘍特異物質治療管理料と腫瘍マーカー

　D009 腫瘍マーカーは、悪性腫瘍を疑った検査なのか、確定診断された患者の検査なのかで、算定方法が異なります。電カルやレセコンでは、検査オーダーがあると自動的に腫瘍マーカーが算定されますが、腫瘍マーカー検査を実施したことを検査料として算定すると、本来算定できる管理料が算定できません。そのときに、事務スタッフが読みとって、管理料として算定しなければなりません。これは、事務スタッフにしかできない重要な仕事です。

1．確定診断された患者の場合

　悪性腫瘍と**確定診断**されている患者に腫瘍マーカー検査を行なった場合は、B001の3 悪性腫瘍特異物質治療管理料▶説明1 を算定できます。
　略して「マル悪（あく）」と呼ばれます。

> **説明1**
> 　マル悪は、月1回、1項目で360点、2項目以上400点が基本です。
> 　算定対象の検査はD009 腫瘍マーカーと同じです。

2．悪性腫瘍特異物質治療管理料の算定方法

✓ 初回の月は150点加算します。
✓ 前月にD009 腫瘍マーカーを算定している場合は、管理料の初回月とはみなされず、150点の加算はできません。
✓ この悪性腫瘍特異物質治療管理料には検査実施料・採取料・判断料が含まれるので、管理料を算定するときは別にこれらを算定することはできません。とくに、検査オーダーにあわせてレセコンで自動的にB-Vが算定されてしまうこと

があるので、B-V を削除するのを忘れないようにしましょう。

✓ レセプト摘要欄に、実施した腫瘍マーカー検査名、初回算定の年月の記載が必須です。初回の加算がある場合は初回月加算であることも記載します。

✓ レセプト傷病名の欄に、対象の病名が確定ずみの病名として記載されていることが必要です。

3. 悪性腫瘍疑いでの検査の場合

確定診断前の患者は、マル悪は算定できません。D009 腫瘍マーカーを算定します。

2 ― 薬物の血中濃度測定と採取料

1. 特定薬剤治療管理料 1 とは

採血をして、薬の血中濃度を測る検査が必要な管理料が、**特定薬剤治療管理料**（B001 の 2）です。

これは、特定の薬剤▶説明2 を投与している特定疾患療養管理料対象の患者への医学管理を提供したことに対して、月 1 回算定する点数です。略して「特薬（とくやく）」と呼ばれます。

特薬の算定には、その月に薬物血中濃度を測定していなければなりません。そして、特薬には採血の費用も含

説明	2
特薬 は、月 1 回 470 点が基本です。 算定対象の特定薬剤と疾患は、「医科診療報酬点数表に関する事項」に定められています。	

まれていますので、この血中濃度測定の分の B-V を算定することは当然できません。さらに、血中濃度測定と同日の採血費用はすべて特薬に含むと考えます。つまり、その日に別の検査のために採血をした場合も B-V は算定できません。

採血検査があると、電子レセプトで B-V が自動で上がってきてしまうことが多いので、B-V を削除しなければなりません。うっかり忘れると、返戻ではなく減点になってしまうことも多いので、注意してください。

2．特定薬剤治療管理料 1 の算定方法

✓ 月 1 回 470 点の算定が基本で、初めて算定する月は 280 点加算します（750 点）。翌月と翌々月は加算なし（470 点だけ）になります。

✓ 4 月目以降は、470 点のままの薬と、235 点になる薬があります。

✓ レセプト摘要欄に、血中濃度測定した薬の名前と、初回算定の年月を記載し、傷病名欄に該当の病名が記載されていることが必要です。

✓ 管理料ですから、指導内容の要点がカルテに記載されていなければなりません。

✓ 4 月目以降からは、初回算定年月の記載を省略しても構いません。

Lesson 7・**05**

参考

画像診断料
画像撮影・診断の算定法の決まりごとを知ろう

E 画像診断

1 ― 画像診断料の点数

1. 対象

　画像診断料は、X線などの画像検査の撮影・診断を行なったとき、または、他院で撮影した画像をみて医師が診断したときに算定できる点数です。

ちょっと補足

画像検査

X線検査
　「レントゲン」とも呼ばれます。画像検査のなかでは最もよく実施されます。カルテに「X-P」「X-ray」「透視」「X-D」と書かれていたらX線検査のことです。点数表の区分は、エックス線診断料です。

CT
　日本語では「コンピュータ断層撮影」といいます。体の横断面の画像が得られます（輪切りして観察するイメージです）。点数表の区分は、コンピューター断層撮影診断料です。

MRI
　日本語では「磁気共鳴コンピュータ断層撮影」といいます。CTと同じように輪切り像が得られるだけでなく、縦断図も得られます。また、X線検査もCTもX線被曝がありますが、MRIでは被曝がありません。点数表の区分はCTと同じで、コンピューター断層撮影診断料です。

核医学診断
　点数表区分の「核医学診断料」は、PETやSPECTといった検査が該当しますが、いずれも専門性の高い検査です。

2．画像診断料の点数

　画像診断も、検体検査・生体検査と同様に、レセプトの作成ではなく読みかたを優先的に身に付けるとよいでしょう。おおまかな点数構成をまず頭に入れて、レセコンで上がってきたレセプトを読んでみましょう。

　画像診断料は3区分に分かれていますが、診療所で算定件数が多い区分は、エックス線診断料とコンピューター断層撮影診断料の2つです。

2 — エックス線診断料の点数

1．デジタル撮影・管理の場合

写真診断料　＋　撮影料　＋　電子画像管理加算

　このほかにも、薬や医療材料を使った場合は薬剤料・手技料・材料料を算定できます。

ちょっと補足

　検査の薬剤料として算定されるものは、たとえば造影剤や発泡剤などです。検査に使った薬価が15円を超える場合にだけ算定されます。

2．レセプトを読むおもなポイント

✓ アナログ撮影では、電子画像管理加算はとらず、フィルム代を算定します。

✓ 透視検査の場合は、写真診断料ではなく透視診断料で算定します。

✓ 同一部位・同時・同一方法で撮影した場合の写真診断料・撮影料は、2～5枚目は半分の点数で算定されます。そして、6枚目以降は算定できません。

3 — コンピューター断層撮影診断料の点数

1．デジタル撮影・管理の場合

診断料　＋　撮影料　＋　電子画像管理加算

　エックス線と同様に、薬や医療材料を使った場合は薬剤料・材料料を算定できます。一方、エックス線では診断料と手技料が別ですが、コンピューター断層撮影診

断料には造影剤の注入手技料も含まれており、手技料は別に算定できません。

2．レセプトを読むおもなポイント

✓ アナログ撮影では電子画像管理加算をとらずフィルム代を算定します。

✓ 撮影料のうち、E200 コンピューター断層撮影と E202 磁気共鳴コンピューター断層撮影は、ひと月に 2 回以上撮影した場合、2 回目以降は 100 分の 80 の算定になります。

✓ 診断料は、ひと月に 1 回だけの算定です。

4 ― 他医療機関で撮影した画像の診断料

画像診断料を算定できるのは、院内で画像検査を実施した場合だけではありません。ほかの医療機関で撮影した画像を診断した場合も、診断料を算定することができます。

患者がフィルムや CD などを持って来られたら画像診断の可能性があります。カルテを確認し、算定漏れがないようにしましょう。

Lesson 7・06

処置料の算定
処置と手術の違い　〜創傷処置と創傷処理は全く別物〜

　一般的な内科のように、手術を行なっていない診療所ではJ処置・K手術を算定することは多くありません。ここでは、内科で比較的算定にあたって迷いやすい点について、レセプトを理解するための算定の決まりを説明します。

1 ─ 「処置」の範囲

　処置とは、手術以外で、医師が行なう手当てのことです。手術とは違い、比較的繰り返し行なうことが前提です。

　ただし、算定にあたっては、簡単な処置▶説明1の費用は基本診療料に含まれていて、処置料として算定することはできません。「J処置」で、内科でも比較的算定されやすいものには、J000 創傷処置、J053 皮膚科軟膏処置、J057-3 鶏眼・胼胝処置、J022-2 摘便、J119 消炎鎮痛等処置などがあります。

> **説明1**
> 「簡単な処置」とは、100平方センチ未満の軽度熱傷への手当て、狭い範囲の湿布手当て、浣腸など、具体的に例示されています。

2 ─ 処置の点数の読みかた

処置の点数

処置料　＋　薬剤料　＋　医療材料料

　処置料は、処置を行なった手技料です。基本的に、手・足・目・耳・鼻など左右処置のときも、両側を1回と数えて算定されます。

　薬剤料は、処置をするために使用した薬剤の費用です。消毒薬（イソジン液など）や麻酔薬（キシロカインなど）がよく算定されます。計算方法はLesson5・04 薬剤

料の計算と同様です。

使用した**医療材料**の費用も算定できますが、ガーゼや包帯などの衛生材料は処置料に含まれます。

3 ── 処置と手術の違い

よく事務スタッフが戸惑ってしまうのが、処置と手術との違いです。レセプト上は、このような違いがあります。

	処置料（J）	手術料（K）
回数	比較的繰り返し行なうことが前提。	原則1回かぎり行なう。
薬剤料算定	消毒薬、麻酔薬など算定できる。	麻酔薬の算定が必須（麻酔薬の算定がないと「処置」とみなされレセプトが返ってくる）。消毒薬は手術料に含まれるので、別に算定できない。
片側・両側の扱い	「片側」と規定されている場合を除き、両側で1回と数える。	「両側」と規定されている場合を除き、片側で1回と数える。
医療材料料	衛生材料は処置料・手術料に含まれる	

創傷処置と創傷処理

さらに事務スタッフにとってはわかりにくい言葉が、創傷処置と創傷処理です。

J000 創傷処置は、切ったり縫ったりはしない、傷の手当てです。それに対して、創傷処理（K000）は、切除・結紮・縫合を行なう場合が該当し、レセプト上は手術として算定します。

ちょっと補足

「処置」は「応急処置」というように、一時的なもの。「処理」は治療を完了させるもの、というイメージで覚えてください。カルテやレセプトを誤って読み取ることがないように、注意しましょう。

A〜Z

B-V　　165, 170, 171
CPAP　　126
HOT　　123

あ行

悪性腫瘍特異物質治療管理料　　170
アンプル　　156
医学管理等　　82
一般名処方加算　　133
医療券　　50
院外処方　　130
院内処方　　130
上書き部分　　23
エックス線診断料　　174

か行

外用薬　　137
　— の計算　　144
　— の用法・部位の記載　　145

外来栄養食事指導料　103

外来管理加算　75

外来後発医薬品使用体制加算　137

外来迅速検体検査加算　165

外来診療料　79

画像診断料　173

カタカナで記録　20

紙レセプト　17, 26

カルテ　18, 33

間歇スキャン式持続血糖測定器　118

簡単な処置　176

記号・番号　27, 32

基本診療料　58

休日　64

給付割合　43

筋肉注射　149, 154

薬の形状　139

血糖自己測定器加算　118

健康診断　45, 69

検体検査料　161, 163

検体採取料　165

減点　53

後期高齢者医療　39, 44

後発医薬品　133

公費負担医療　40, 47

国民健康保険　44

国民健康保険団体連合会　53

混合診療　45

コンピューター断層撮影診断料　174

さ 行

再診　59

再診料　71

　— の時間外等加算　72

　— の乳幼児加算　72

　— を算定できない場合　78

在宅患者診療・指導料　111

在宅酸素療法指導管理料　122

在宅自己注射指導管理料　115

在宅持続陽圧呼吸療法指導管理料
　125

在宅持続陽圧呼吸療法用治療器加算
　126

在宅療養支援診療所　100

在宅療養指導管理料　110

在宅療養指導料　128

再提出　54

査定　53

酸素濃縮装置加算　123

酸素ボンベ加算　123

ジェネリック医薬品　133

時間外　64

時間外対応加算　75

　— の施設基準　78

時間外等加算　64

　再診料の —　72

　初診料の —　64

時間加算　64

自己診療　45

湿布　145

社会保険　44

社会保険診療報酬支払基金　53

集団栄養食事指導料　103

手術料　177

主（傷）病　21, 83, 89

受診中断　79

腫瘍マーカー　170

傷病名　21

情報通信機器を用いた場合　61

静脈採血　165

静脈内注射　149, 153

初診　59

初診料　62, 69

　— の時間外等加算　64

　— の乳幼児加算　63

処置　176

処置料　177

処方箋料　132

処方料　137

審査支払機関　15, 52

診断穿刺・検体採取料　165

心電図検査　168

深夜　64

診療所　65

診療情報提供料（Ⅰ）　97

診療報酬明細書　14

診療録　18

生活習慣病管理料　90

生活保護　49

請求漏れ　55

生体検査料　162, 167

先発医薬品　133

創傷処置　177

創傷処理　177

増点　53

た行

退職者医療　39, 44

注射実施料　148

注射針加算　119

注入器加算　119

超音波検査　168

調剤技術基本料　140

調剤料　137

転帰　21

電子カルテ　17, 23

電子レセプト　17, 25

点滴注射　149, 154

電話再診　78, 99

同日再診　78

導入初期加算

　在宅自己注射指導管理料の ―　116

特定疾患処方管理加算　134

特定疾患療養管理料　88, 171

特定薬剤治療管理料　171

特記事項　20

都道府県番号　36

頓服薬　138

　―の計算　143

な行

内服薬　138

　― の計算　141

ニコチン依存症管理料　93

乳幼児加算　79

　再診料の ―　72

　初診料の ―　63

　生体検査の ―　169

年齢区分　42

は行

バイアル　156

バイオ後続品　116

皮下注射　149, 154

被保険者証　18

病院　65

服用方法　137

返戻　53

保険外診療　46

保険者　14

保険者番号　27, 37

保険証　18

保険証提示　31

保険診療　45

保険の種類　37

ホルター型心電図検査　168

本人・家族　18, 30

ま行

無診察治療　45

明細書発行体制等加算　75

や行

夜間・早朝等加算　70, 73

　再診料の―　73

薬剤情報提供料　106

薬剤料　138, 141, 156

薬物血中濃度測定　171

薬価　138

ら行

リフィル処方箋　135

レセプトコンピュータ　17, 23

レセプト請求　14

レセプト点検　55

レセプトの目的　14

レセプトの様式　17

連携強化診療情報提供料　100

レセプト Lesson note はじめました

レセプト Lesson をはじめよう

レセプト学習動画を期間限定公開中です。随時更新。

| note | レセプトレッスン | 検索 |

ほぼ毎日レセプトクイズ

ほぼ毎日、レセプトに関するクイズを出題。復習や力だめしに！

| note | レセプトクイズ | 検索 |

くりコラ　お役立ちコラム＆ニュース

人気記事

- 地域包括診療加算・診療料対象疾患が追加〈2022 診療報酬改定〉
- 小児かかりつけ診療料「2」が新設〈2022 診療報酬改定〉

| note | くりコラ | 検索 |

など、毎日のクリニック業務に役立つコラム＆NEWS です。

© くりちょこ編集委員会

関係法令等

令和 4 年厚生労働省令第 31 号　保険医療機関及び保険医療養担当規則の一部を改正する省令

https://www.mhlw.go.jp/content/12404000/000907821.pdf

令和 4 年 3 月 4 日保医発 0304 第 5 号　「「療担規則及び薬担規則並びに療担基準に基づき厚生労働大臣が定める掲示事項等」及び「保険外併用療養費に係る厚生労働大臣が定める医薬品等」の実施上の留意事項について」の一部改正について（通知）

https://www.mhlw.go.jp/content/12404000/000907825.pdf

令和 4 年厚生労働省告示第 54 号　診療報酬の算定方法の一部を改正する件

https://www.mhlw.go.jp/content/12404000/000907833.pdf

別表第一（医科点数表）

https://www.mhlw.go.jp/content/12404000/000907834.pdf

令和 4 年 3 月 4 日保医発 0304 第 1 号　診療報酬の算定方法の一部改正に伴う実施上の留意事項について（通知）

https://www.mhlw.go.jp/content/12404000/000907837.pdf

別添 1（医科点数表）

https://www.mhlw.go.jp/content/12404000/000923495.pdf

様式

https://www.mhlw.go.jp/content/12404000/000907839.pdf

令和 4 年厚生労働省告示第 55 号　基本診療料の施設基準等の一部を改正する件

https://www.mhlw.go.jp/content/12404000/000907845.pdf

令和 4 年 3 月 4 日保医発 0304 第 2 号　基本診療料の施設基準等及びその届出に関する手続きの取扱いについて（通知）

https://www.mhlw.go.jp/content/12404000/000923512.pdf

令和 4 年 3 月 4 日保医発 0304 第 3 号　特掲診療料の施設基準等及びその届出に関する手続きの取扱いについて（通知）

https://www.mhlw.go.jp/content/12404000/000923516.pdf

令和 4 年厚生労働省告示第 56 号　特掲診療料の施設基準等の一部を改正する件

https://www.mhlw.go.jp/content/12404000/000908781.pdf

令和 4 年 3 月 25 日保医発 0325 第 1 号　「診療報酬請求書等の記載要領等について」等の一部改正について（通知）

https://www.mhlw.go.jp/content/12404000/000927124.pdf

薬価基準収載品目リスト及び後発医薬品に関する情報について（令和 4 年 4 月 1 日以降）

　内用薬

https://www.mhlw.go.jp/topics/2022/04/dl/tp20220401-01_01.pdf

　注射薬

https://www.mhlw.go.jp/topics/2022/04/dl/tp20220401-01_02.pdf

　外用薬

https://www.mhlw.go.jp/topics/2022/04/dl/tp20220401-01_03.pdf

信頼されるデキル事務職になる！

クリニック事務職のための オンライン教材

くりちょこ
CLI-CHOCO

本書著者が監修

私がおすすめします！

医療事務サポート(株)スマイル　代表
神原充代　先生

実際の画面とは異なる場合があります。教材は随時追加・更新されます。

こんな人にぴったり

- 😤 初心者向けだと物足りない
- 😓 まとまった時間がない
- 🤔 改定時以外の変更も知りたい

くりちょこならできる

▶▶▶ **公費や傷病名を学べる教材も！**
▶▶▶ **スキマ時間でちょこちょこできる！**
▶▶▶ **改定・通知情報が手に入る！**

まずは くりちょこ おためし版 でトライ！

◀◀◀ 詳しくは本書の2ページへ

株式会社 メディカ出版

レセプト&受付事務の教育をカンタンに！

レセプト請求に困っていませんか？　業務が属人化していませんか？
教育が負担になっていませんか？

事務職育成に課題をお持ちのクリニック様

くりちょこ が

その困りごとをお助けします

スマホでちょこちょこ、レセプトがわかる！

くりちょこ はクリニック事務スタッフのためのオンライン教材。
診療所にとって重要度が高いものに絞って、短期間で学べます。
1動画が約2分で完了。忙しい事務職さんでも継続できる設計です。
「こんなときどうなるの？」質問できるから、指導者の負担が大きく軽減！

スタッフ人数に応じた
料金プランを各種ご用意

1人 **800**円/月（税別）〜

資料請求・お問い合わせは

web　https://clinic.medica.co.jp/
　　くりちょこ　クリニック　検索

e-mail　clinic-eigyo@medica.co.jp

クリニック事務職のためのオンライン教材
くりちょこ

株式会社メディカ出版

本書の内容は 2022 年 4 月 1 日までの告示・通知・事務連絡に基づいています。以降の告示・通知等および正誤情報は、下記ウェブサイトをご覧ください。
本書は入門書のため、診療報酬の時限的・臨時的な取扱いは取り上げておりません。

更新情報サイトのご案内

レセプト Lesson のひろば

告示・通知等の更新情報を随時掲載します。レセプト関連のお役立ち情報もご案内。ぜひご活用ください。

https://clinic-medica.com/cn2/

レセプトレッスンのひろば 検 索

スマホからはQRコードで →

本書は 2020 年小社刊行の書籍「2020-21 年版
診療所事務職のための外来レセプトレッスン
基本（内科）」を改訂したものです。

2022-23年版 診療所事務職のための
外来レセプトレッスン 基本（内科）
－オンライン教材「くりちょこ」おためし
版つき

2018年	8月1日発行	第1版第1刷
2020年	2月10日発行	第1版第8刷
2020年	6月20日発行	第2版第1刷
2022年	2月10日発行	第2版第4刷
2022年	6月1日発行	第3版第1刷

著　者　神原 充代

発行者　長谷川 翔

発行所　株式会社メディカ出版
　　　　〒532-8588
　　　　大阪市淀川区宮原 3－4－30
　　　　ニッセイ新大阪ビル16F
　　　　https://www.medica.co.jp/

編集担当　二畠令子／野坂直子

デザイン　岩井紀子

イラスト　みやよしえ

印刷・製本　日経印刷株式会社

Ⓒ Mitsuyo KANBARA, 2022

本書の複製権・翻訳権・翻案権・上映権・譲渡権・公衆送信権
（送信可能化権を含む）は、（株）メディカ出版が保有します。

ISBN978-4-8404-7876-2　　　Printed and bound in Japan

当社出版物に関する各種お問い合わせ先（受付時間：平日9：00〜17：00）
●編集内容については、編集局 06-6398-5048
●ご注文・不良品（乱丁・落丁）については、お客様センター 0120-276-115

読者特典

★この書籍をお読みいただいた読者様限定！

動画を無料でご覧いただけます！

実践動画セミナー
『公費レセプトの基本』

医療保険は保険証だけではなく、様々な医療証などがあり複雑です。
医療事務として様々な医療証に対応できるよう目指します。

- ■ 公費負担医療とは
- ■ 公費負担医療の請求事務
- ■ 各種公費負担医療制度の実務
  - ●生活保護 ●自立支援医療 ●難病医療 など

詳しくはこちら▶
https://hcmaa.com/smile/

スマイルセミナールームでの講座の様子